张梅 编著

七十二候养生瑜伽

瑜伽陪伴你 健康度四季

人民体育出版社

致　谢

我满怀感激地将本书献给我的灵性导师甘地上师，献给我可爱的学生朋友，献给所有喜爱瑜伽的人们。

这本书从设想到成稿、到出版发行，凝聚了很多人的爱心和善心。感谢我的家人一直以来对我的瑜伽事业的支持与理解，感谢我的父亲张传森为新书题写书名，感谢张璐为本书做动作示范，感谢施宝兴先生设计封面并撰写瑜伽"OM"符号。

特别感谢潘丹丹女士一年来无偿地维护我的公众号和今日头条的发稿工作。感谢北京雷时尚摄影有限公司的刘蛰雷先生和他的工作团队为本书无偿拍摄动作图片。感谢中文老师郑直先生为本书按稿，感谢李少君为本书稿费的捐赠联系公益组织。感谢我亲爱的九位学生朋友——陈敏修、李少君、邝海涛、李艳萍、刘晓华、

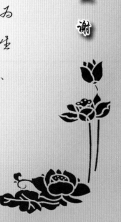

致

谢

郭静、邱元、赵淑新、杨珺，为本书撰写习练瑜伽的感受，为封面设计献言献策。

为感恩所有的助缘，发愿将本书所得稿费全部捐给公益组织，希望这本书能为读者带去祝福与善缘。

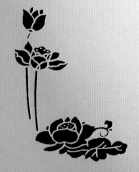

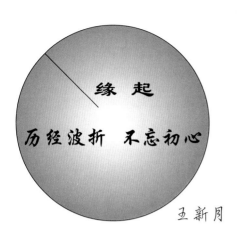

缘 起

历经波折 不忘初心

王新月

　　这本书的形成起源于一个约定，一个愿望。时光倒转，需从头说起。

　　2011年，由于工作的原因，我接手做英文翻译书《瑜伽解剖学》的责编，在编辑加工中文译稿时发现，对于瑜伽我仅是从字面上的极少知晓，做完这本书，甚至感受到自己深深的惭愧。这种感觉促使我很想进一步了解瑜伽、学习瑜伽、结识瑜伽。于是找到在《健与美》杂志瑜伽专栏任主编的朋友杨姐，表达了自己的意愿。杨姐遂带我去她的作者兼朋友张梅老师的瑜伽馆体验瑜伽。自此，结识瑜伽，就像是人生的一个机缘。顺随瑜伽的引领，从此，我的生命掀开不一样的篇章，历经传奇。

　　2012年，我开始了瑜伽学习，那时候张老师只带晚间的课程，由于孩子尚幼，我只能抽空上中午的课程，由张老师的学生带课。一经接触，我就喜欢上了瑜伽，几乎一节课也不愿意落下。作为编辑，每日伏案工作，一字一字地看纸稿、盯电脑，颈肩、腰部常感发紧、酸痛，眼睛干涩，身体发沉。练习瑜伽后很快这些身体不适逐渐改善，整个人感觉轻盈了，脾气也不那么急了。

一年的瑜伽课程学习中，与张老师的见面很少，但内心一直向注、渴望能上张老师的课。张老师偶然中午会出现，她推荐我读《瑜伽经》《一个瑜伽行者的自述》《瑜伽师地论》《薄伽梵歌》等著作，我诚惶诚恐地学习、阅读，从文字上和经典中进一步认识与了解瑜伽。一年多的课程下来，我的家人给予我的评价是"性情大变"，人变得温和、舒缓了。身为编辑的职业习惯与虔诚，促使我进一步跟张老师约谈出书事宜，表达想跟老师合作出书的想法，虽未及深谈，但彼此心中有了一个约定。

2013年单位体检查出我身体出了问题，经过协和医院专家的各种检查，确诊为一种呼吸和淋巴系统的世界罕见病——肺淋巴管肌瘤病，发病率百万分之五，病因不明，也没有明确的治疗方法，只能靠一种效果不确定的进口药物（免疫抑制剂类）控制和维持。令人绝望的是，这个病在国内知晓率极低，当时仅有北京协和医院和广州中山医院两家医院开设有门诊，具备诊断条件，国内大多数医院和临床医生都不知道这个病，导致90%的病友被误诊，被当作其他病症治疗而九死一生。那时，我的感受就是世界末日，突然得病，居然世界罕见，又是绝症，被宣判死刑，真真似中了彩票一般。一日间世界在我眼里变了模样，时常梦见自己死后的情形。可转念一想，又很幸运，起码诊断很顺利，没有被误诊，没有被盲目做手术，也没有发作的情况，上天还是眷顾我的。

情况基本确定后，医生强烈建议吃药控制病情发展，定期复查。凭借自己的直觉（自觉还未到吃药的时机），听从自己的意愿，我决定暂不吃药，先自行调理。之后，我决定继续已经中断半年的瑜伽课程，感谢家人的支持，我可以上

七十二候养生瑜伽

张老师的晚间课程。这真是因祸得福，渴望已久终于心想事成，莫名地感觉到一种希望，只愿跟着张老师习练瑜伽，别不多想。

上张老师的课，与之前大不同。那是一种宁静、平和、安定、愉悦的体验，是一种吸引力，令我喜爱与上瘾。老师身上散发的稳定而有力、淡然而豁达、从容而喜悦的气质，令人如沐春风。只要走进老师的瑜伽馆，就会感受到放松与舒适。老师的课程不仅仅教授体式动作，还将很多中医养生知识和瑜伽理念融入其中，潜移默化中，就能学到很多健康的生活常识及与人相处之道。可以说，每次上完瑜伽课都能体会到一种舒畅、愉悦、开阔的心情，身体无比舒展，看见一草一花都是喜悦与美好！日常生活中的枯燥、烦恼、焦虑得到缓解与清扫，也少了很多纠结与不安。张老师仿佛有一种神奇的魔力，她没有刻意教你什么，只需跟随她习练瑜伽，就能获得你想要的。

习练瑜伽一年多，我的身体保持良好状态，几乎忘却了自己曾经得病，内心充满感恩。再次提起出书的约定，已然成为我历经磨难而后从内心自然升起的一个愿望。愿与张老师合作出版一本书，表达对于瑜伽、对于老师的感恩之情。

2015年，因至爱亲人离世的打击与劳累过度，我的病情发作，气胸与胸腔积液导致呼吸困难，由于没有任何经验，险些送命，好在有瑜伽打下的身体底子和朋友们的鼎力相助，得以顺利住院治疗。住院期间，即使在病床上，只要还能喘气，我仍坚持做一些简单的瑜伽动作，用以缓解自己的紧张情绪，避免焦虑与失眠，保持良好的心态，接受与面对现实。出院后，我的肺功能只有20%～30%，走十几米就得大喘气，歇息几分钟后才能再走，超过两斤的东西拿不

缘起

动。不能做饭，不能工作，常常卧床，行动非常困难，几乎出不了门，还要时时担心再次气胸复发的危险。那种苦恼与绝望，不是亲身体会，实难明白其中的滋味。修养一段时间后，我感到不能这样下去，便一边寻求中医及保健疗法调理身体，一边将中断半年的瑜伽课再次重启。只有一个想法，继续跟随张老师习练瑜伽，于身心必有益。

重回瑜伽学习班后，这个温暖的集体，张老师的支持与帮助，同学们的体贴与关心，给予我无限的爱和温暖。从浪难完成一个动作，到不知不觉地坚持下来，半年过后，有一天，我居然跟朋友去逛商场了，我可以正常上班工作了，我可以出门旅游了！

如今，我的肺功能已恢复到73%（正常人80%以上），身体素质越来越好。回想这几年的经历，得罕见病、至爱亲人离世、发病几乎丧命，哪一个都足以置我于死地。若没有瑜伽，没有张老师的引导、支持与帮助，就没有现在的我。结缘瑜伽，结识张老师，我是幸运的，我由衷感谢瑜伽，感谢张老师，感谢这段历程中相伴而不弃的所有朋友与亲人。

曼历经周折，初心不改，出书的约定与愿望一直在。感谢因缘俱足，今年终能如愿。在张老师的努力下，书稿逐步成形；张璐自愿做图片体式展示；专业摄影人员无偿帮助拍摄图片；热心的中文老师帮助校稿，老师的父亲倾情题写书名，国学老师设计封面并用朱砂撰写OM符号；学员们纷纷抒写分享各自的习练体会……这每一份帮助与爱心，成就了本书的面世。张老师深受感动，发愿将这本书的稿费全部捐给公益组织，将这份功德回报给需要的人。

千言万语不足以表达我的喜悦与感恩，唯愿这本书能被更多人读到并受益！

七十二候养生瑜伽

4

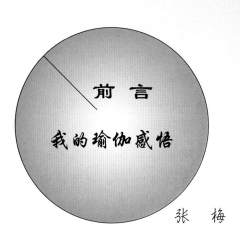

前 言
我的瑜伽感悟

张　梅

感谢你购买本书，让我有机会和你分享瑜伽，并能够将我的瑜伽练习经验和方法展现在你的眼前。希望这次邂逅能带给你巨大的身心转变。

我是一个极其普通的人，出生在新疆一个非常偏僻的山沟。每当我与人交往或是上瑜伽课的时候，人们都会很羡慕我的身体充满了力量、出奇的柔软、轻盈而又灵活，也羡慕我精力总是很充沛。十个人看我练瑜伽有九个人都会问："老师，你有舞蹈的功底吧？"可是，谁又会想到，我曾经因体重过高而没有自信，试图通过药物和节食去减肥。记得在我19岁时，右肩膀内侧经常发生持续的疼痛，很是折磨人。无奈，我去医院做了B超。在B超室门口，有一位年近八旬的老人侧躺在走廊的横椅上，看上去病得很严重。我怎么也不会想到，当我做完B超时，医生对我说："你的病情比那位老人还要严重。"我开始做运动，跑步、跳绳，可能是没有坚持吧，效果一直都不明显。1991年，我在中央电视台看到了关于瑜伽的节目，从此便开始练习瑜伽，每天练习45分钟，两个月后，我的身体发生了神奇的变化，之后我便断断续续地练习了十年。而让我真正义无反顾地爱上瑜伽是在2003年，接连发生的三次车祸，使我的颈椎受到了很严重的损伤，从此我便再无宁日。在2004年的一次瑜伽课上，我摔倒在地而无法站起来，医生的诊断是所有颈椎间盘突出并伴有骨刺压迫神经，导致无法站立，且伴随长时间呕吐。当我卧床不起时，看到别人健康的身体状态，是多么的羡慕。当时唯一的心愿就是站起来走一走，而在那一刻，我真正认识到了健康有多重要，只有自己曾经拥有而又失去时，才会觉得后悔，才会想要去珍惜。我明白了上天对我们原来都是公平的，无论你是总裁还是乞丐，无论你富有还是贫穷，无论你拥有多么令人羡慕的物质，当疾病来临时，人人平等，我们会无奈、会无助、会感叹、会后悔。当病倒时，我们会感到一切的一切都来不及了。

我有很多学生，他们因为不同的目的去练习瑜伽。有些学生很让我同情，他们拥有成千上万的资产、丰厚的家业，可是却失去了生活中最基本的东西：不是不想睡，而是睡不着；没有胃口，吃不下东西；无法正常地排便。他们失去了人活在世界上最基本的一切，让我疑惑的是，他们真的幸福吗？

因着自己的亲身经历，又看到那么多学员因身体的苦痛而烦恼，更加坚定了我要学好瑜伽并传授瑜伽的决心。2005年我远赴印度求学，系统地学习了瑜伽知识，期间上师讲述了印度的《阿育吠陀》和瑜伽练习有着不可分割的关系，引起了我的极大兴趣，开始刻苦研习。我了解到中医文化与印度阿育吠陀文化的众多相似之处，很多瑜伽练习方法和中医经络疏通方法也有着相通之处。中医解除经络不通的方法是通过内调、针灸、推拿、按摩、拔罐等来疏通，再通过调养的方法来补充元气而达到身体的阴阳平衡；而瑜伽所提倡的

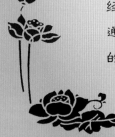

七十二候养生瑜伽

很多养生方面的理念和我们的中医是完全相通的，只是在疏通经络的方法上有所不同。对身体而言，瑜珈体式就是疏通经络的一种方法。在传统中医中常说到：通则不痛，痛则不通。也就是说，经络不通身体就会出现问题、出现病症，阴阳就无法调和。打个比方：我们的身体如同由所有器官组成的一棵树，血液是水，经络是渠道，那么树是需要水来灌溉和滋养才能正常生长的；如果渠道不通，再好的水都无法灌溉树木。由此看出，渠道是否通顺是非常重要的，而瑜珈的体式便可以代替中医中疏通经络的方法来充当挖掘渠道的一种工具。它的原理是，通过很多体位动作对相应的经络和穴位进行挤压、按摩、扭转，并配合呼吸的方法疏通身体内的气血，来预防身体的疾病和改善身体的不良状态。

中医学中提到很多穴位的按摩，由于我们没有经过专业的中医学习很难找到穴位正确的位置，并且疏通经络也不可只疏通一半，就像一棵树每一个部位都很重要，最好的方法应该是每个部位都应该刺激到，而瑜伽体式就拥有这样非常好的特点。比如在我们颈部前侧的人迎穴，正确地按摩它，可以起到防止脸部衰老、改善头部健康的功效，而如果我们找不准它，可以通过一些瑜伽动作大面积地刺激这个部位来疏通经络，起到与按摩同样的功效。犁式这个姿势就可以起到大面积地挤压、按摩颈部前侧的作用，所以也就刺激到了人迎穴。再如，跪坐式做法，跪坐、跷起脚尖、臀部坐在脚跟上，因为身体的重量大面积地压在脚趾上，所以脚趾的血循环会变慢，大量的血液会聚集在周围；当身体重量离开后，血液会更多地回流到脚趾上，促使这个部位的血液循环加速，血液的冲力会很好地疏通这个部位的经络，达到刺激脚趾末梢神经及穴位的作用。

由于中国与印度的地理环境差距和气候的不同，印度《阿育吠陀》中的很多方法并不适合中国人。自此，在我的心中产生了一个美好的愿望：找到更好、更有效的解决方法，找到一种更合理的适合中国人的练习方法。回国后，我开始每天数小时的瑜伽课程教授，积累教学经验。经过多年的修炼与实践，在2008年，一套四季养生瑜伽课程在整编实践后出台。按照四时交替、四季轮回的规律，顺应季节的变化和特点，将传统的中医文化和古老的印度瑜伽合二为一，对应二十四节气，通过不同的瑜伽体位调节人体的动态平衡，将瑜伽练习与中医养生完美地融合为一体，更好地适应国人体质，满足人们健康养生的需求。这套课程刚出台就有865位爱好者跟随练习，经过每个节气不断地练习，一年后，学员们在身体体质与健康状况上都有很大程度的改善。学员们深切地体会到自身的变化，仅在辽宁盘锦地区的场馆就有近两千学员在练习。至今经过8年，此套动作已在全国推广，深受大家的喜爱。四季养生瑜伽对应一年的二十四节气运用了两百多个瑜伽体式，涵盖了十几种调息法、多种清洁法和瑜伽的全套理论知识。每个节气的瑜伽动作为7～10个，每个动作之间是有连贯性的，每个节气的练习都有坐姿、手印、呼吸三种方法。在学会了坐姿的同时，加上手印，才能做呼吸法，在呼吸法结束后，再去做后面的瑜伽体式，每个体式的练习时间可按照节气的特定时间，也可根据自己身体的状态来保持。

由于受场馆限制，很多想要学习这套瑜伽课程的朋友无法实现这个愿望，经学员们极力申请，建议我以书籍的形式将这套课程教授给大家，经过慎重考虑，遂斗胆借助这本书将这套课程公布于众。考虑到每个节气15天的课程较

七十二候养生瑜伽

为复杂，所以我将原来的二十四节气课程稍作了改动，变为七十二候瑜伽。即根据一年四季二十四节气分为七十二气候的特点，每五天（为一候）练习一套动作，希望有缘练习瑜伽的朋友能因此套动作而受益。在此我想真诚地忠告大家：当你选择对的瑜伽动作以后，所有练习都应持之以恒，练习效果都会在你不经意当中发生；瑜伽练习不可急于求成，否则伤害也会找到你。

　　这套七十二气候养生瑜伽的动作是由易到难的，有很多基本的体式，也有由基本动作变化成的变式，只要你细心体会并专心练习，一年后你的身体会有很大的改观。这套瑜伽课程在国内已有数千人持续练习了7年多，这套瑜伽已成为他们生活的一部分，他们也因这套瑜伽获得了身心上的极大改善。

　　看到这，你可能不以为然，因为你很健康，你会觉得这些都离你很远。我经常对我身边的朋友讲："你可以不喜欢练习瑜伽，但你一定要经常做运动。"我们一定要多给锻炼身体腾出一些时间，因为身体最重要。所以，亲爱的朋友们，当你读到这本书时，也开始练习瑜伽吧！保持一种美好的心态，试着去相信我在这本书中与你分享的经验，凭着信心、坚持不懈的韧劲和毅力，去体验瑜伽为你带来的愉悦感受，去感受瑜伽为你带来的奇妙变化。

　　瑜伽是我的亲人，他帮助我走出人生困境；瑜伽是我的老师，他教我如何面对人生。我爱瑜伽，愿意与大家分享。

前言

七十二候养生瑜伽

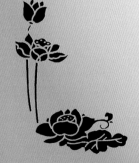

目 录

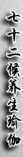
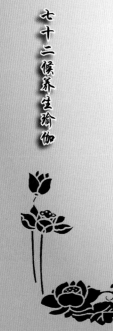

七十二候养生瑜伽

目录

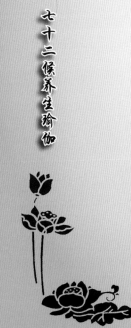

学员分享

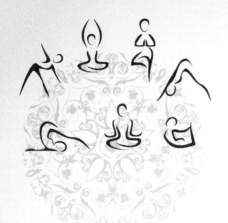

　　宇宙万物都是在刹那间不断发展变化的，七十二候是中国的古圣先贤结合天文、气象、物候知识指导农事活动的历法。它源于黄河流域，其完整记载最早见于公元前二世纪的《逸周书·时训解》。古人发现天地每五天就有一个变化，五天一个轮回，所以都以"五"来记载，以五日为一候，三候为一气，六气为一时，四时为一岁，一年二十四节气、七十二候。

　　人应天地而生，是大自然的一部分。人体的经脉、骨肉如宇宙中的山脉、河流，人的七情如宇宙中的风雨、雷电，人体内的气血周流运行和自然的春来冬去是息息相关的，人们最基本的养生之道就是顺自然之道，应宇宙之法则。

《黄帝阴符经》中讲道，"知之修炼，谓之圣人"，圣贤先知，能通宇宙、知人事，他们的修炼法则便是应季、应节、应日、应时地修炼，从不逆天而行。由此可见，我们作为瑜伽的练习者应跟随圣贤的修炼方法顺季、顺时地练习，方可有所收获。

《七十二候养生瑜伽》顺应了当下人们的生活现状，应对了由于过多瑜伽体式而无法抽出长时间练习导致间断的弊端，根据瑜伽体式的功效及特性，精心编排为简易72式。这72式顺应72候特点并且紧密相合，又结合了情绪管理法、饮食调理、音乐疗法等简单的养生方法。配合每候一式，每天只需3～5分钟，日日习练就能达到调整身心状态的效果。

说明：瑜伽的每一个体式动作都有几个不同的功效，这是因为每一个动作的完成需要整个身体的协调配合。七十二候是一年的轮回，个别节气具有相同的特征，因此，在本书的体式编排上，同一个体式动作会出现在不同的气候中。

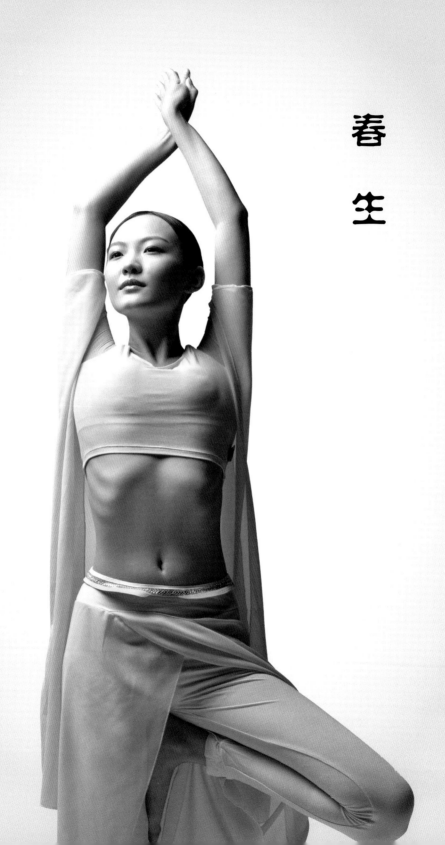

春生

七十二候养生瑜伽之春季

春三月，此谓发陈。天地俱生，万物以荣。夜卧早起，广步于庭，披发缓形，以使志生；生而勿杀，予而勿夺，赏而勿罚，此春气之应，养生之道也。逆之则伤肝，夏为寒变，奉长者少。

东风生于春，病在肝，俞在颈项。东方青色，与肝相通。肝开窍于目，精气内藏于肝。发病常表现为惊骇，因肝主筋，和胆相表里，所以它的疾病多发生在筋。此春气之应，养生之道也，逆之则伤肝。春是生发季，此季节万物苏醒，种子脱去它的外壳，慢慢生长出芽，人体也会去陈沉疾，生出新的细胞，这时人体的血液会更多地流向四肢，此季节对人体来说，应着重于养护肝、胆。

春属木，其气温，通于肝，主发泄，风邪当令，为四季之首。这一季节，阳气初升，天气由寒转暖，万物萌发生机，人体阳气得以生发，肝脏得以疏泄，气血趋向于体表，积一冬之内热也将散发出来。人体的肠胃经过冬季的长期进补和正月的肥甘美食，积滞较重，且易酿生痰热。此外，由于风邪当令，人体易为风邪所伤。风为阳邪，具有生发、向上、向外的特点，易引动伏邪而发病。

4

春季养生：春季养肝，肝属木，藏血，木曰曲直，有生长升发、舒畅条达之性，肝喜条达而恶抑郁，有疏通气血之功。春天要早睡早起，注意使心情顺畅，不要给自己加上太多的束缚，包括身体上的和心理上的。春天容易烦躁发怒，要注意疏导情绪，而不应压抑。因为春天草长莺飞，大自然的气息是生发的，身体也要与自然的气息相协调，否则，就违背了自然规则，容易伤害到肝脏，夏天就容易生病。春季应适当地锻炼，但不宜过多。

春季的瑜伽练习，结合了《黄帝内经》中的中医春季养生方法，以疏通肝、胆经络为主，微微出汗达到排陈的效果，配合舒缓的瑜伽体位，使内心变得更平和，有效地缓解了春季容易出现的身体症状，如春季血液多供四肢而导致头部缺血产生的春困，由于肝经和胆经不通而导致的大腿外侧、肩部、两肋、乳房疼痛等症状，从而更好地为夏长做好准备。

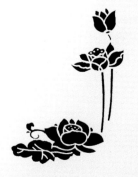

七十二候养生瑜伽之春季

立春在每年的2月4日左右。春为四季之首，一年之计在于春，万事都有一个好的开始，万象更新，自然界中的阳气开始生发，万物复苏，万事万物都出现欣欣向荣的景象。春季人体的阳气也顺应自然，向上、向外宣发。因此，春季瑜伽也要根据春令之气向外宣发的特点，注重养护肝胆，补养脾脏。

立春初候东风解冻——通胆经　护肝脏

今日始东风解冻：东风送暖，大地解冻。

东方生风　风生木　木生酸　酸生肝　春养肝

一切生命活动的调控过程归为肝，肝脏位于上腹部、横膈之下腹腔的右上方、右肋内侧，肝为魂之处。肝储血，净化血液，主筋，主疏泄，足厥阴肝经和足少阳胆经相互络属于肝胆之间，肝与胆互为表里。

肝经：首穴为大敦穴，末穴为期门穴，左右各14个穴位。

胆经：首穴为瞳子髎（liáo）穴，末穴为足窍阴穴，左右各44个穴位。

角音与肝：春听角音，角音养肝，荣华升发、条达爽朗、舒展发

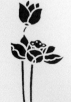

陈，给人一种玉树临风、生机盎然的蓬勃飘逸的感觉，具有木的曲直生发特性，入肝。五色中属青，具有木的特性。

角音，相当于简谱中的"3（mi）"，角调乐曲有大地回春、万物萌生、生机盎然的旋律，可入肝。常听"角"调为主音的乐曲，有助于气血调达，营养得以输送全身，身体代谢的废物也能及时排出体外。

代表曲目：《列子御风》《庄周梦蝶》《江南好》等。

收听时间：中医认为，晚上23:00至凌晨1:00气血流至胆经，凌晨1:00~3:00气血流至肝经。晚上23点前睡眠，有助于肝和胆的机能恢复。收听时间可安排在睡眠前1小时左右，每次听15~30分钟。

适合人群：抑郁、易怒、口苦、痛经、舌边溃疡、眼部干涩、胆小、容易受惊吓者。因为肝在情志上对应怒，肝性属木，木性喜舒展调达，所以爽朗、豁达有利于保护肝脏。如长期情绪抑郁，就会影响肝气正常流动，导致相关疾病。

英雄坐

立春初五日，英雄坐三分钟通胆经。胆经在双腿的外侧，当双腿做到这个姿势时，胆经得到充分的伸展，能很好地改善春季由胆经不通引起的双腿麻痹、面色发青等，可修饰腿型。

做法：

长坐，屈双膝，将右脚放在左大腿下侧，脚跟靠近左髋部外侧，

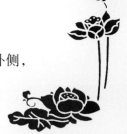

脚趾向左；左腿放在右大腿上侧，脚跟靠近右髋部，脚趾向右；双手放在脚踝处。自然呼吸，保持1分30秒，换另一侧保持同样时间。

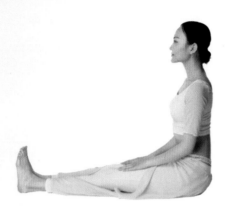

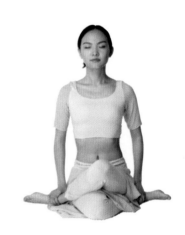

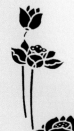

立春二候蛰虫始振——活血生木

立春二候蛰虫始振：蛰居的虫类慢慢在洞中苏醒。

广步于庭　披发缓行　以使志生

春季一到，万物苏醒，身体气血由内向外输向四肢，此时养生宜在动，动作幅度不宜过大，应缓慢行动让气血慢慢苏醒，衣着要宽松，头发不可束得过紧，可以每日梳头300下，来促进头部和身体的血液循环，让肝木生发起来。

双臂侧腰伸展

立春五日后，三分钟练出小蛮腰。这个姿势能很好地疏通胆经，消除侧腰上的多余脂肪，对塑造腰线非常有好处，还可以调节髋关节的不均衡，改善脊柱侧弯。

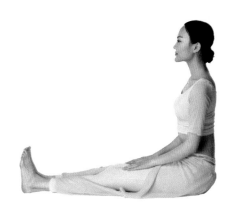

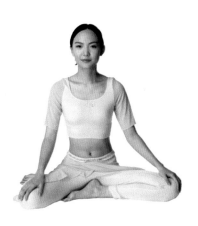

七十二候养生瑜伽之春季

做法：

1. 长坐，屈左膝，左脚抵在右大腿根处，再屈右膝，右脚放在右髋部外侧，脚趾向右。

2. 双手手指交叉，翻转手心向上举起双臂，上臂靠近双耳并沿耳线向上伸展，眼睛平视前方，腰背肌收紧，双手扶住后脑勺。先吸气，呼气的同时身体向右水平侧弯，到达自己身体的极限，保持身体不要前倾，转头，脸部向上，感受侧腰的伸展。自然呼吸，保持1分30秒后，换另一侧练习同样的时间，最后仰卧放松。

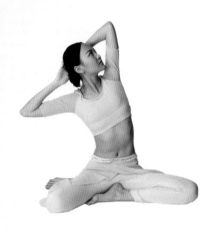
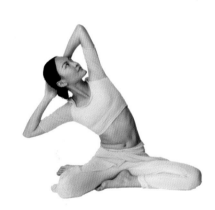

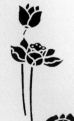

七十二候养生瑜伽

立春三候鱼陟（zhì）负冰——排排肝毒

今日始鱼陟负冰：河里的冰开始融化，鱼开始到水面上游动，此时水面上还有没完全溶解的碎冰片，如同被鱼负着一般浮在水面。

春食绿疏

肝属木，绿色为肝之苗，绿色入肝，绿色食物含有对肝脏健康有益的绿叶素和多种维生素，能清理肠胃防止便秘，减少直肠癌的发病，另外还能保持身体的酸碱平衡。春季适当食用绿叶菜对肝脏非常有益，如菠菜，有养血止血、滋阴润燥，以及抗衰老、促进细胞生长功效；西兰花，可增进肝脏排毒功能，提高机体的免疫力，减少乳腺癌的发病率等。

手指练习

肝主筋、变为握，每天练习握拳能强健肝脏、灵活手指，促进双手的血液循环，防止冬季手冷，防止老年病。

做法：

双手用力握紧，再用力张开五指，为一次，3分钟连续做90次。自然呼吸。

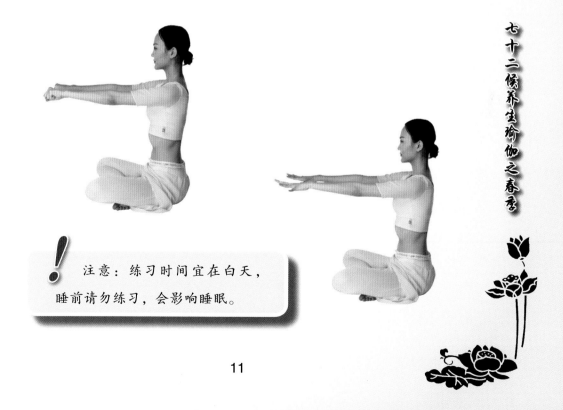

！ 注意：练习时间宜在白天，睡前请勿练习，会影响睡眠。

七十二候养生瑜伽之春季

雨水

春季的第二个节气是雨水，在每年的2月18日左右。从气候上来讲，立春之后小苗发起，就一定要有水来滋润它，而我国雨水这个节气空气还十分干燥。此时，人体养生宜酌情饮水、吃水果、食生津的食物，如吃香椿、茼蒿、山药、藕等能滋阴防肝火旺。

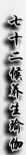

雨水初候獭祭鱼——护眼需养肝

今日始獭祭鱼：水獭开始捕鱼，将鱼摆在岸边如同先祭后食的样子。

肝主目　久视伤眼　闭目养肝

春季饮品枸杞菊花茶：枸杞菊花茶是用菊花和枸杞同泡而成。每次用杭白菊、枸杞各10克加入大茶壶内，加入热开水，10分钟后便可饮用，枸杞温热，菊花开在秋季性寒凉，两者同饮性质平和，具有明目、养肝、去肝火的疗效。

三分钟明眼操

明眼操能促进双眼周围的血液循环，疏通眼周围的堵塞经络，缓

七十二候养生瑜伽

解眼疲劳，改善眼干、视线模糊，能使双眼明亮。

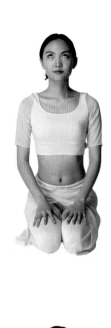

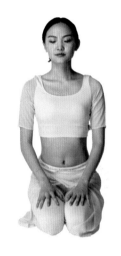

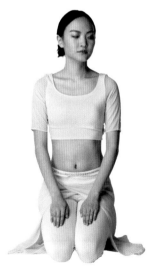

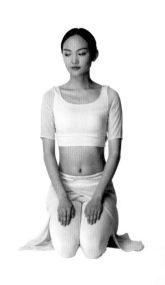

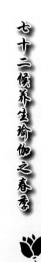

七十二候养生瑜伽之春季

做法：

1. 任何时间，双手手掌相对摩擦，掌心扣在双眼上，闭眼30秒。

2. 保持双手扣在眼睛上，慢慢睁开双眼，双眼无限地向上看10秒，向下看10秒，同样向左、向右各看10秒。

3. 双眼眼球顺时针在眼眶内转10圈，再反方向转10圈。

4. 闭眼放松30秒后不要睁眼，用双手中指指肚压住双眼内眼角睛明穴30秒，再睁开双眼，眼前瞬间明亮。

雨水二候鸿雁来——给肠道洗洗澡

今日始鸿雁来：大雁开始从南方飞回北方。

给肠道洗洗澡

人体内80%的毒素都隐藏在肠道内，如果不定期给肠子洗洗澡的话，毒素长期累积体内就会让人出现口臭、便秘等症状。所以，平时要多吃蔬菜、水果等高纤维食物，还有豆类、糙米、全麦面包等粗粮，这些食物都有促进肠蠕动的功效，是清肠的最佳食物。只有让肠道运动起来，毒素才能被排出体外。

中医定位肝木味酸，木能胜土，土属脾主甘，当春之时，食味宜少酸多甘，甘淡入脾，能养脾气，脾胃是后天之本，人体气血化生之源。脾胃之气健壮，人可延年益寿，而春天是肝旺之时，多食酸性食物会使肝火偏盛损伤肝脏，应适量吃一些性味甘平且富含蛋白质、维

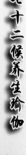
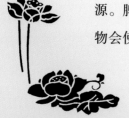

生素和矿物质的食物，如山药；有利于发寒散邪、扶助阳气的食物，如葱蒜。

扭转脊柱旋腰式

扭转脊柱旋腰式促进肠蠕动，改善便秘，增强脾胃功能，做到位时能明显感觉到大腿外侧胆经的拉伸和腹部的挤压感。这个姿势能很好地改善消化吸收，塑造臀部线条，刺激环跳穴，起到预防胆囊炎和肝炎的作用。

做法：

1. 长坐。

2. 双手放在身体的后面，与臀部之间有两个手掌的距离，手指向后，双手和肩同宽五指分开，挺胸，将右脚放在左脚脚趾上。

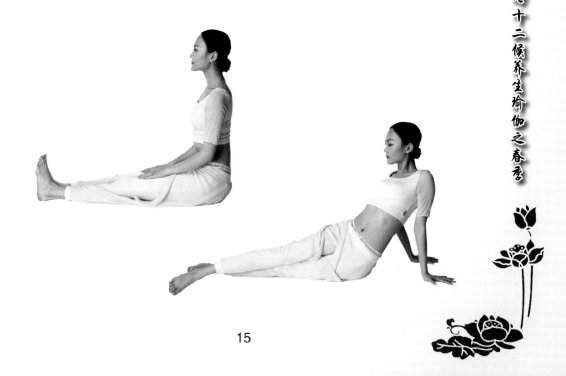

七十二候养生瑜伽之春季

3. 先吸气，呼气时双脚倒向左侧，收紧臀肌向左推髋部臀部，始终夹紧用力，尽量让双脚落地，双眼看向双脚方向。自然呼吸，保持1分30秒，换反方向练习同样时间，最后仰卧放松。

雨水三候草木萌动——快速顺气制怒法

今日始草木萌动：在"润物细无声"的春雨中，草木随地下阳气的上腾而开始抽出嫩芽。从此，大地渐渐开始呈现出一派欣欣向荣的景象。

草木萌动　肝火异动

春季养生重在制怒，《黄帝内经》中说：在春季应该生而勿杀，予而勿夺，赏而勿罚，此春气之应也，逆则伤肝。养肝首要一条是调理情志，不良的情志会导致肝气郁滞不畅，使内分泌功能紊乱，免疫功能下降，容易引发抑郁症、肝病、心脑血管病、感染性疾病，因此，春天应注意情志养生，保持乐观的情绪，多给予、多包容，以悲悯之心对万事万物，益人益己。

左右拉伸蜥蜴式

左右拉伸蜥蜴式，三分钟制怒法。做到这个姿势时，横膈膜得到伸展，整个呼吸系统都得到了舒展，呼吸变得顺畅，心情变得平静，整个胸腔充分地扩张，大量血液涌向头部，使人变得精力充沛，心情

七十二候养生瑜伽

豁然开阔。当身体扭动时，肝经的伸展刺激到期门穴，改善乳腺增生，防止各种乳房疾病。

做法：

1. 俯卧，双脚并拢，脚背放平，双手在胸部下侧握住对侧的肘关节上侧，前臂靠近腹部，将重心放在双膝和双肘上，吸气时向上抬高臀部，重心移向双膝，呼气时胸部压向前臂内侧的地板，额头放在前臂上。保持1分钟，自然呼吸。

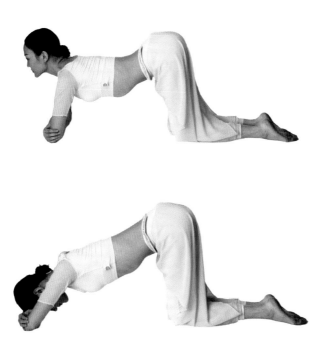

2. 吸满气，呼气时保持额头不要离开前臂，将臀部放在右侧地板上，右侧髋部触地，保持1分钟，自然呼吸。

七十二候养生瑜伽之春季

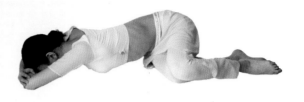

3. 吸气，抬起臀部，呼气时臀部放向相反方向，保持同样时间后俯卧放松。

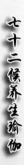

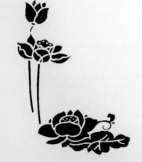

惊蛰

春季第三个节气是惊蛰，在每年的3月5日左右。惊蛰是指这个时间有些地方出现春雷，轰轰的雷声惊醒了藏在地下冬眠的小虫子。春暖大地，阳气复苏，这个时节对人体的影响很大，潜藏在人体的旧疾也容易复发，所以要注意调理身体、增强体质、加强锻炼，让身体气血充盈，肌肉强壮外现于肤。

惊蛰初候桃始华——特效减龄美颜法

今日始桃始华：桃花红，李花白，轻雷隐隐初惊蛰。

肝藏血 济心

让身体生机益然，从补血开始。此候时节天气明显变暖，身体调理主要以养阳为原则，因此饮食宜清淡，油腻刺激的食物最好不要吃，同时也要注意适当地多吃一些具有生发阳气功效的食物，如春笋、韭菜、菠菜、鸭血等。此时人体的肝气很旺，肝气旺易伤脾，所以还要贯彻春季养肝血、护脾脏的饮食规律，适当食用红枣、黑米、黑豆等补血食物，血足济于心，让皮肤美美哒！

叩首式

练习这个体式，当身体做到位时，大量的血液会涌向头部，促进面部的血液循环，起到肌肤美容的特效；有效防止脸部肌肉下垂，延缓衰老；减轻抑郁，缓解压力，使人变得精力充沛、容光焕发。

做法：

1. 跪坐，臀部坐在脚后跟上，双手放在大腿上，保持脊柱直立。

2. 双手放在体前呈爬行的姿势，双肘触地，手指交叉，拇指向上，保持大腿垂直地面，同时将头顶百会穴轻轻触地，颈部垂直地面，颈椎健康的练习者将双手放到此处，重心在双肘、双臂和双膝上。自然呼吸，尽可能地保持3分钟（颈椎病患者双手护住头部，颈部不要有任何的压力，保持这个姿势，面部肌肉完全放松）。保持时间也可以分两次完成，每次1分30秒。

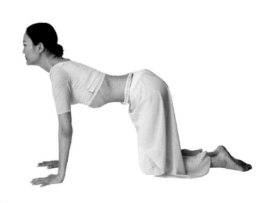

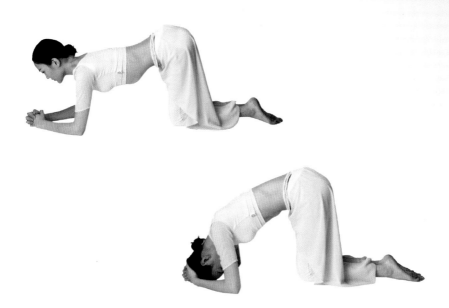

3. 最后，臀部坐回脚后跟，额头触地，双臂放于体侧，放松
1分钟。

！　注意：高血压患者禁止练习；因会影
响睡眠，睡前慎做。

惊蛰二候仓庚鸣——快速美颈护项法

今日始仓庚鸣：莺鸣叫，燕飞来，烟雨湿阑干，杏花惊蛰寒。

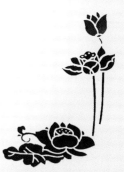

春捂防春寒

俗话说"春捂秋冻"，此时虽有春暖，但也要注意倒春寒，切勿过早减去冬衣。如有降雨气温会下降，人体最易受凉。春捂有讲究：第一，护颈项，颈项受风会造成颈椎病而颈项不舒展、头痛病而双肩上耸；第二，护好腿和脚，保持腿脚温暖，保证下半身的血液循环畅通，能有效预防因为下肢受凉而引起的生殖系统疾病；第三，保持双腿温暖，会使双腿变得修长，避免因寒冷而造成的腿部脂肪堆积；第四，春捂能慢慢地让肌肤毛孔张开，达到春生发陈的效果，排出体内代谢物。

美颈护项之颈椎操

颈椎操三分钟美颈，有效疏通颈部堵塞经络，减轻和防止颈椎病，减少和改善双下巴，拉长颈部，消除颈纹，使颈部变得修长紧致。

做法：

1. 舒适的坐姿，也可以坐在凳子上，保持脊柱尽量向上伸展。

2. 双手体前十指交叉，翻转掌心向下，双臂向上抬起，上臂贴近双耳，眼睛可以平视，也可以低头，但不要用力。保持30秒，自然呼吸，头还原，双臂放下。

3. 双手在体后手指交叉相握，微微耸肩后下巴向前、向上轻轻用力带动头部抬起。保持30秒，自然呼吸。最后，头还原，松开双

手放松。

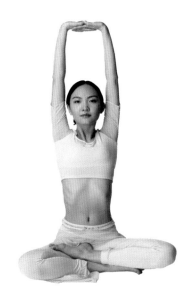 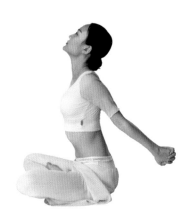

4. 跪坐，双手握拳垂于体侧，双肩下沉，头向左侧弯，左耳靠近左肩，不耸肩。自然呼吸，保持30秒，换反方向保持同样的时间后还原。

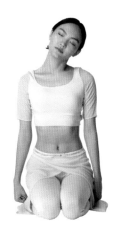 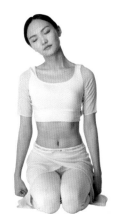

七十二候养生瑜伽之春季

5. 身体不动，呼气时头水平向左后侧转。保持30秒后，再转向相反方向，保持同样的时间后放松。

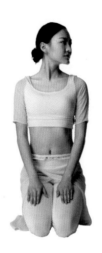

注意：颈部较为柔弱，整个过程中颈部都不要过于用力，防止颈部受伤。

七十二候养生瑜伽

惊蛰三候鹰化为鸠——丑时深睡　引血入肝

今日始鹰化为鸠：惊蛰已数日，闻蛙初此时，春雷滚滚惊醒了蛰伏在泥土中冬眠的各种昆虫，过冬的虫卵也要开始孵化。由此可见，惊蛰是反映自然物候现象的一个节气。

丑时养肝　夜卧早起

丑时（1:00 ~ 3:00）肝经当令，肝脏是血液的净化器，此时肝脏在净化血液，排出血液毒素，推陈出新，是对于肝脏最重要的时间，若想保护肝脏，此时一定要睡觉，否则血液便会继续不停地"运血于诸经"，血无法归于肝则起不到养肝的作用，导致气血运行失常，脏腑和筋脉失养，就会产生疲劳，肝失疏泄，肝气郁结，肝气犯胃，思维和行动变慢，面部色斑，面部早衰，重者会引发各种疾病。春季早起有助于将养足的血液生发出来，顺应了春生发陈的特性，使人变得充满活力，精力充沛，精神乐观开朗。

鱼戏式

卧则血归肝，引血入肝。关于最佳睡眠法，《素问》中说道，人卧血归于肝，肝受血而能视，足受血而能行，掌受血而能握，指受血而能摄，肝血充盈干净，目清澈明亮、足行动敏捷、掌握力强健、指灵活自如。鱼戏式是一个非常好的放松姿势，它使肠道获得伸展，兴奋消化过程，有助于消除便秘；它能放松两腿神经，因而可消除坐骨神经痛。这是人们乐于采用的最佳睡眠姿式，也是瑜伽中放松休息的姿势。

做法：

右侧卧，十指相交，置于头部下方；头部应放在右臂弯曲处。屈左膝将弯曲的左腿放在身体前侧，左大腿靠近小腹部。左右手指交叉自然放松，身体微弯曲成弧形。闭上双眼，注意力集中在小腹部位，平静地观察呼吸，感受着腹部随着气体的进入慢慢鼓起，随着气体的呼出慢慢放松。

七十二候养生瑜伽之春季

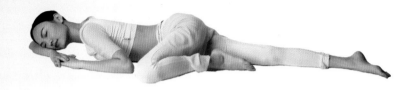

　　这个姿势也可以作为放松术用于瑜伽练习中，可以两侧都做，每侧放松1分钟左右。

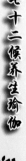

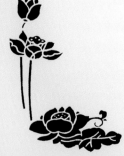

春分是春季的第四个节气，在每年的3月21日左右。一年当中有几个节气很重要，其中就包括春分，春分顾名思义就是把春季分开了。中医养生理论认为，春分者，阴阳相伴、昼夜相等、温寒相恒，这个节气的主要特点就是平衡，所以这个节气的瑜伽练习，也是本着疏通阴阳经脉的。

春分初候玄鸟至——平衡阴阳经　健康有保障

春分初候玄鸟至：春分雨脚落声微，柳岸斜风带客归，春分日，燕归来。玄鸟是古代汉族神话传说中的神鸟，出自《山海经》，玄鸟的初始形象类似燕子。

抑肝阳　健脾胃　养肾阴

保证睡眠，作息规律，情绪稳定，使肝气顺畅；
饮食健康，寒热相等，营养均衡，使脾阳充足；
强壮腰肌，养精蓄锐，护好膀胱，使肾水温和。

动态前后屈

动态前后屈三分钟平衡阴阳经。这个姿势主要是能有效地疏通身

七十二候养生瑜伽之春季

体前侧的任脉、胃经和身体后侧的督脉、膀胱经，它平衡了身体前侧和身体后侧的经络系统。因为身体前侧全部为阴经，后侧则为阳经。当身体向前弯曲时大腿的肌肉和腹部肌肉是收紧的，当身体向后弯曲时臀大肌和腰背肌收紧，在身上肌肉为阳，经络为阴，所以这样的练习对平衡身体的阴阳大有好处，这个动作还能消除腹部和背部的多余脂肪，美化体态。

做法：

站立，双脚分开与肩同宽，双手置于背后，手掌托腰，十指向前。吸气，臀肌收紧，用臀部的力量向前推髋，身体慢慢向后弯曲，下颌向上用力，不要闭眼，在自己的极限内，屏气，身体还原。双手抱对侧的肘关节，呼气，再向前屈体，大腿肌前侧和腹肌收紧，双臂带动上身向下伸展。这是一次，连续做15次后站立放松。

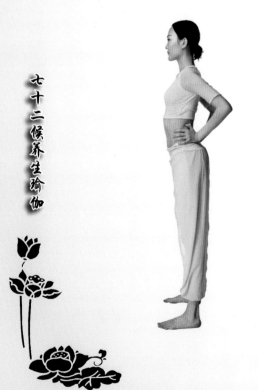
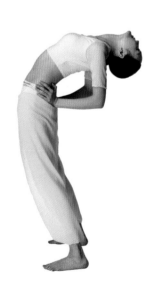

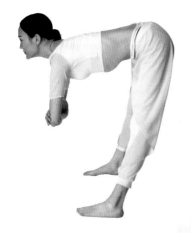

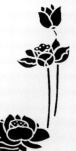

注意：颈椎病、腰椎病、高血压患者慎做。

春分二候雷乃发声——肝火如雷　叹气缓之

今日始雷乃发声，春雷已动。雷者阳之声，阳在阴内不得出，故奋激而为雷。

肝火如雷　叹气缓之

肝志怒，怒则气上，当肝血不足时易上肝火，肝火如雷，适当发泄有疏散作用，过则伤身，当伤及肝而出现闷闷不乐时，就会出现烦躁易怒、头晕目眩，诱发高血压、冠心病、胃溃疡等。肝音为呼，"呼"又分几种，如果肝血虚空，人就会狂呼乱喊；如果发出叹气的声音则肝气郁结，同时叹气也是可以缓解怒气、释放肝气压

29

力的方法。

清理经络调息功

"清理经络调息功"通过控制左右鼻孔的气流，来平衡交感和副交感神经，平衡阴阳净化任脉、督脉，可使心性平静、安定血液系统、清除毒素，整个身体因引入额外氧气供应所营养，二氧化碳有效地排出体外，使全身健康得到巨大改善。通过清洁脑细胞，使大脑中枢得以更加接近其最佳能力，肺中所有停滞的空气被去除。过于亢奋或过于懒惰、失眠或每日昏沉、过胖或过瘦、身体湿气重或易上火等阴阳不平衡者适合练习这个调息。

做法：

选择舒适的瑜伽冥想坐姿，如至善坐，至少能舒适坐足15分钟，背伸直，两手放膝上，闭眼，休息放松。注意力集中于呼吸上，呼吸自然，可尽量深长，以不气促为限。

第一阶段：

左右鼻孔分别用右手控制气流，右手的中指和食指压住眉心，大拇指压住右侧鼻翼，左鼻孔做5次完全式呼吸后，无名指压住左鼻孔，右鼻孔做5次完全式呼吸，为一个回合。

七十二候养生瑜伽

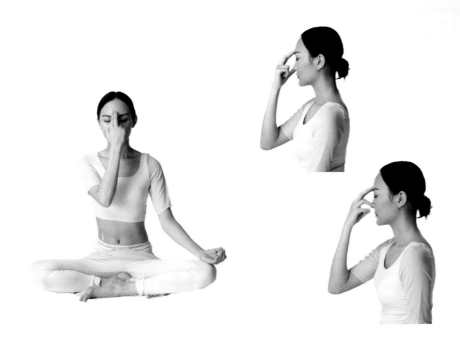

每次做25个回合，连续做15～20天无困难时，进入第二阶段。

第二阶段：

呼吸交替通过左、右鼻孔进行，左吸右呼，右吸左呼，深长而不勉强。用右手的中指和食指压住眉心，大拇指压住右侧鼻翼，左鼻孔吸气，吸满气后无名指压住左鼻孔，右鼻孔呼气，再右吸，吸满之后压住，左呼。每次做25个回合，连续10天，不间断。

！ 注意：呼吸不应勉强用力或太粗重快速，出入时最好无声音；最理想的是吸气、呼气时间长短相同。整个练习中，不应有气促感觉，吸入量以呼出时不费力为限，舒适条件下，再逐渐增加呼吸空气量。

七十二候养生瑜伽之春季

31

春分三候始电——子时养胆　肝胆相照

今日始春分三候始电：电者阳之光，阳气微则光不见，阳盛欲达而抑于阴。其光乃发，故云始电。下雨时，天空便要打雷并发出闪电。

子时养胆

胆是六腑之一，呈囊形，附于肝之短叶间，与肝相连。肝和胆又有经脉相互络属，互为表里。主要功能为贮存和排泄胆汁，并参与食物的消化。子时（23:00至凌晨1:00）胆经当令，胆汁推陈出新时，《灵枢·营卫生会》指出："夜半为阴陇，夜半后而为阴衰。"夜半即子时，阴陇指阴气极盛。子时阴气最盛，过了子时阴气转衰，阳气开始生发。此时为阴阳大会、水火交泰之际，称为"合阴"，正所谓"日入阳尽，而阴受气，夜半而大会，万民皆卧，命曰合阴"。阳主动，阴主静，此时最需要安静。因此，子时睡眠效果最好，可以起到事半功倍的作用。

风吹树式

三分钟风吹树式，疏通胆经打开胸腔，放松肩关节；伸展下背部、消除腰部两侧多余的脂肪，改善体态；增强身体灵活性、平衡性。

七十二候养生瑜伽

做法：

1. 山式站立，双脚分开与肩同宽，可脚尖站立，也可脚平放。

2. 双手十指交叉，翻转掌心向上，双臂向上抬起，上臂贴近双耳向上伸展脊柱。

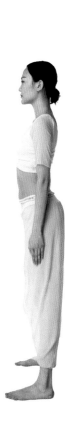
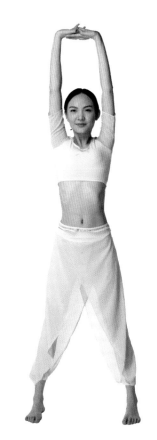

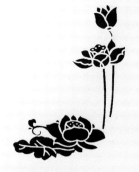

七十二候养生瑜伽之春季

33

3. 呼气时双腿、臀部肌肉收紧，上体自腰部水平向右侧弯，在极限内停留1分30秒，保持时自然呼吸，吸气，还原体位。

4. 反方向进行同样的练习后站立放松。

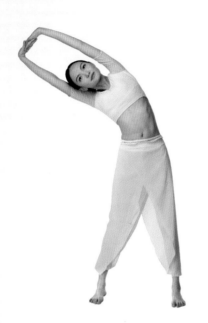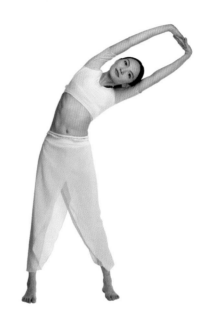

即使控制不好平衡，每次也应尝试做几秒钟，即可逐步改善。如果身体无法保持平衡，可以贴墙练习。

注意：腰椎间盘突出者慎做。

清明

春季的第五个节气是清明，在每年的4月5日左右。清明即天清地明之意，草木的枯荣之象开始消除，万物都显得生机盎然。这个节气的特点是开始有了潮湿的气息，身体也随着万物的萌芽开始舒展，此时要保持身心舒畅。

清明初候桐始华——吐故纳新　清新口气

今日始桐始华：年年怨春意，不争桃杏林，桐花开放。

吐故纳新

清明时节是疏肝通气血的最佳时候，应该多出去走走，这样能使血液循环更加顺畅。另外，郊外的绿色植物也能起到养眼护肝的作用，且多呼吸新鲜空气可净化血液。由于身体在运动时产生的热量促进了皮肤的血液循环，皮肤的代谢加快，会使皮肤更嫩滑，气色更好。

狮子第一式

当做到这个姿势时，舌根得到充分刺激，从而增加了唾液腺的分泌，并能很好地排除体内的浊气；当嘴大大地张开时，脸部肌肉得到锻炼，减少和防止脸部皱纹的产生及皮肤下垂松弛；使脸部与颈部肌肉恢复弹性；按摩放松舌头；治疗喉头疼痛，改善音质；使甲状腺、颈、眼及耳受益。

做法：

1. 跪坐，臀部坐在脚后跟上，双手放在大腿上；眼睛看向眉心。

2. 双手掌根部放在双膝的边缘；张开十个手指，睁大眼睛，伸出舌头到最大限度；用口呼吸，保持10～15秒。可重复做8次。

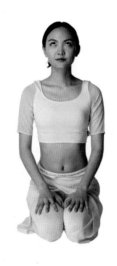
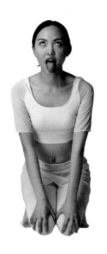

注意：选择空气清新的环境进行练习。

清明二候田鼠化为鴽（rú）——防六淫之首"风"

今日始田鼠化为鴽：田鼠属阴类，鴽，鹌鹑之类，属阳，古人认为，阳气盛，阴物化为阳，阴的田鼠不见了，全回到了地下的洞中。

春养生　防风邪

风为六淫之一，是春季的主气，风为阳邪，其性开泄，易袭阳位。四季皆有风，故风邪引起的疾病虽以春季为多，但其他季节亦可发生，中医学认为，风邪为外感病中的一种极为重要的致病因素，风性善行而数变。风邪外袭多自皮毛肌腠而入，从而产生外风病证。风邪的表现是将自然界"风"的现象，来比拟人体在发病时所出现的一系列病理反应和证候。风性主动，是一种无形的、流动的气流，来去较快，时有时无，且能使树木枝叶动摇。故中医学认为，风邪为病，风为百病之长，风邪侵袭人体的途径及部位大多在肌表、口鼻与肺。外感风邪的常见病证有风寒、风热、风湿、风疹、风燥、中风等。

门闩式

门闩式三分钟强壮体侧，能增强侧腰肌，防止风邪从体侧侵袭身体，并能消除腰围线上的脂肪；补养加强腹部肌肉与脏器；使脊柱神经旺盛，脊柱更加灵活；消除背部僵硬、强直。

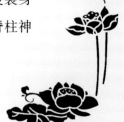

做法:

跪姿,双膝并拢;将右腿伸向右并伸直,右脚脚趾向右侧;臀肌收紧,在保持左大腿垂直地面的同时和右腿在一个平面上。吸气,双臂侧平举,呼气时保持髋部不动,躯干水平向右腿侧弯;右手手心向下放于右脚踝或胫骨上;左臂经头上移向右,左耳贴左臂;双腿肌肉收紧,臀肌夹紧,保持匀速呼吸1分30秒。

吸气,起身恢复,换另一侧做同样练习,两侧保持时间一致。最后,俯卧放松。

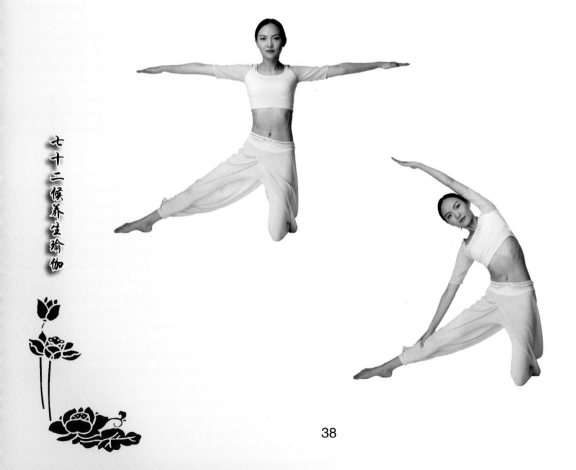

七十二候养生瑜伽

38

清明三候虹始见——虹行千里常态　人行百里伤筋

今日始虹始见：虹为阴阳交会之气，日照雨滴而虹生，此时雨后的天空可以见到彩虹了。

久行伤筋　正确走路

现在很多人提倡每天要走1万步，其实所有的锻炼都是因人而异的，人们应该根据自己的耐受力选择运动形式，不可勉强。建议每天适度走动，使全身关节、筋骨得以适度运动，适当的走动或跑动有利气血的流动，畅达气机，活动关节，促进肝血对筋的滋养，有利于肢体筋腱或筋膜的柔韧和强健，促进机体新陈代谢，提高机体抗病能力。行走时应注意身体挺直，上肢自然摆动，步幅均匀有力。身体条件允许时，可以进行快走和慢跑锻炼，但要量力而行，适可而止。年纪越大，越要小心久行伤筋，行走的速度应当缓慢，距离不可过远，持续的时间不可过长，可通过坐、卧等方式加以调节。若不顾年迈或体弱勉强为之则有害，肝血的滋养是有限的，长时间行走，超过一定负荷，或短距离奔走、奔跑用力过猛等，均会使筋肉始终处于一种紧张状态，易使肢体，特别是下肢关节周围的肌腱、筋膜和韧带等软组织因疲劳而受伤或劳损，导致运动障碍，进而影响身体健康，容易发生脚筋扭伤、跌倒或其他心脑血管意外疾病。五劳所伤之一，指过度的行走疲劳，可能会损伤筋膜组织。

七十二候养生瑜伽之春季

39

三角转动式

三分钟扭转净肝血，三角转动式增加腿部肌肉力量，帮助肝脏净化血液，对神经抑郁者有利；它能加强消化功能，刺激肠的蠕动，有助于消除便秘。

做法：

1. 基本三角式，深吸气，抬双臂与地面平行，双膝伸直。
2. 右脚向右转90°，左脚右转60°；呼气，上体右转。

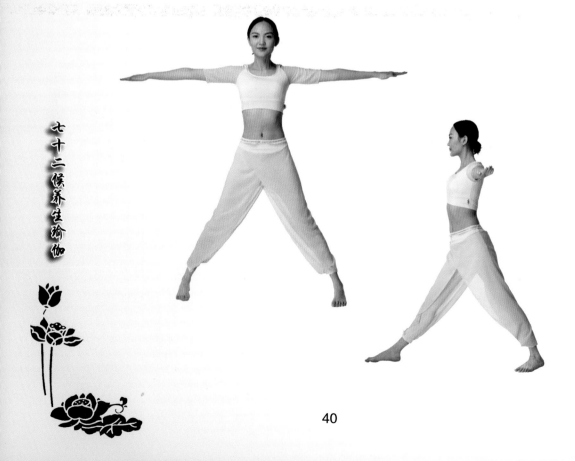

3. 从腰部向前弯曲躯干直到上体与地面平行。

4. 保持双腿前侧肌肉收紧，左手放于右脚内侧；右手臂与左手臂成一竖线，控制好平衡后转头，双眼看右手指尖；腹部尽可能地贴近大腿，伸展双肩及肩胛骨。自然呼吸，保持1分30秒。

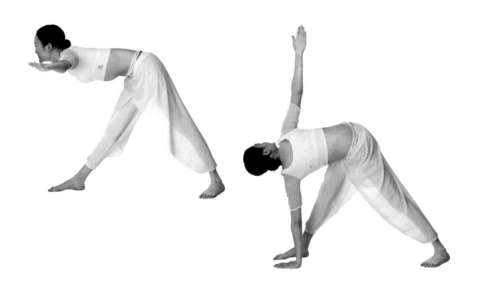

5. 吸气，上体回到与地面平行，再立直身体；呼气，双脚和身体同时转回，放松。然后，反方向练习同样的时间。

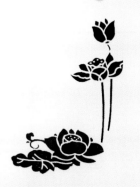

七十二候养生瑜伽之春季

41

谷雨

谷雨是春季的第六个节气，也是春季的最后一个节气，在每年的4月20日左右。常言道，清明断雪，谷雨断霜，此时节降雨增多，空气中的湿度增加。

谷雨初候萍始生——面部变美法则

今日始萍始生：浮萍（水草）开始生长。

纳悦

谷雨到了，阴阳之气交合生出万物，到处欣欣向荣，美美的景色，放松的心情，我们要纳悦一切美好的事物，让心情也美美的。常言说"相由心生"，好的心情会使心脏跳动加强、肺活量明显提高、胃肠蠕动变快、肌肤血管扩张、气顺血和、面色红润、脸部润泽光滑、光彩照人。

肩旋转

肩旋转三分钟引血入面。当完成此动作后，能很好地疏通颈部和肩部的堵塞经络，促进颈动脉循环，给头部和面部更多的血液供应，改善脸部血液循环，使面部红润饱满，提高记忆力，使人变得精力充

七十二候养生瑜伽

沛、光彩照人。

做法：

1. 坐姿或站立，双臂侧平举，翻转掌心向上，弯曲双肘手指触肩，保持上臂和肩平行。

2. 吸气，双肘由上向后，使手背在颈后相触。

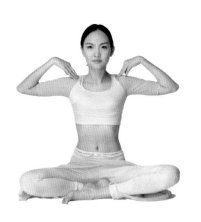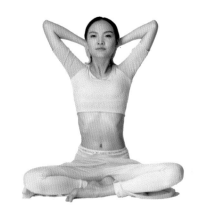

3. 呼气，双臂向下、向前，使双肘在体前相触，此为一圈。

4. 正转1分30秒，再反转同样时间。

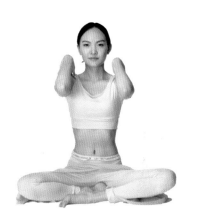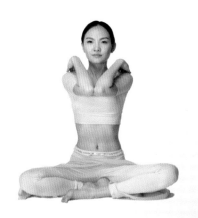

七十二候养生瑜伽之春季

43

谷雨二候鸣鸠拂其羽——天地俱生　万物以荣

今日始鸣鸠拂其羽："鸣鸠语芫声相应，又是人间一度春"，布谷鸟便开始提醒人们播种了。

天地俱生　万物以荣

当谷雨到来之际，世间万物都感应到春的气息，地气上升、天气下降，两气交合万物生长，到处是生机盎然的景象。此时，人体内部也如浴春雨，所有的精血纷纷涌向四肢和头部。由于四肢血液充盈本能支配身体喜动，这时我们应该衣着宽松，缓慢活动，让身体顺应春生，使气血顺畅，通达到身体的每一个部位，让人变得精力充沛、容光焕发；激活和吸引所有春的契机，使身体更健康、生活更美好。

三角伸展式

练习此姿势对四肢脊柱与背肌有益，它能滋养脊柱神经，消除

44

颈、腰背部的疼痛；扩张胸部，有益肺脏；伸展胆经，帮助肝脏排毒，减少黄褐斑，消除腰围线上的脂肪；按摩腹部；对大小腿、髋、腘旁肌腱有益。

做法：

1. 直立，双脚分开约一条腿的距离，脚尖向前；吸气，抬双臂与肩平行（基本三角式）。

2. 保持身体不动，右脚右转90°，呼气，身体水平向右侧伸展，两条大腿的肌肉收紧。

3. 身体向右侧侧弯，过程中手臂与上体成90°；右手轻扶或抓右脚踝，眼看左手，保持1分钟，自然呼吸。

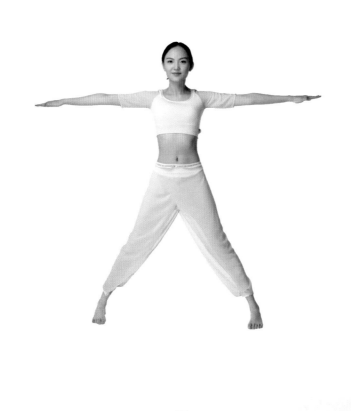

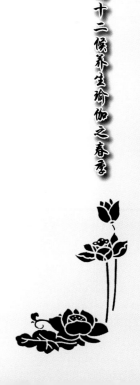

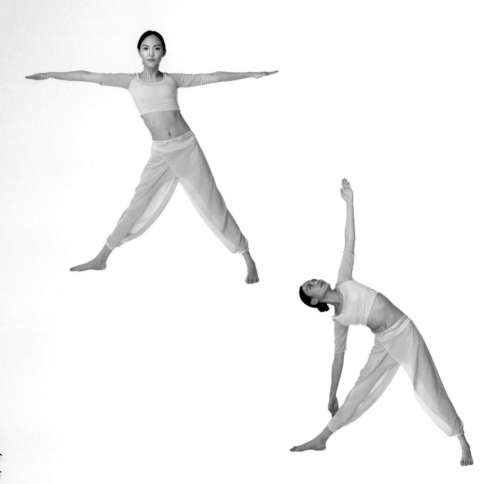

4.吸气，起身回位，之后，做另一侧练习。最后，站立位放松。

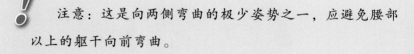

！　　注意：这是向两侧弯曲的极少姿势之一，应避免腰部
以上的躯干向前弯曲。

谷雨三候戴胜降于桑——春为何困

今日始戴胜降于桑：桑树上开始见到戴胜鸟。

如何缓解春困

春乃生发之季，万物阳气生发复苏萌生，人体阳气也随自然界阳气同步生发。阳气生发的物质基础是冬天所贮藏的精血和精气，从藏到升需要一个转化过程，这必将消耗一定能量，这能量就是中医讲的"气"。气的物质基础是阴精，如果冬季没有养好身体，那么气阴消耗必致精神倦怠困乏无力，昏昏欲睡而为春困，所以说春季身体的好坏与冬季的进补和保养是分不开的。

铲斗式

铲斗式增加头部的血液循环量，它也伸展督脉和膀胱经这两个身体中重要的阳经，有助于使整个身体重新充满活力；它使脑子清醒，兴奋脊柱神经，消除疲劳，营养内脏器官、背部、髋部和腘旁腱肌肉。

做法：

1. 山式站立，两腿分开与肩同宽。
2. 吸气，两臂高举过头，保持两肘伸直，让两手自腕部下沉。

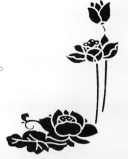

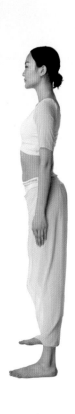
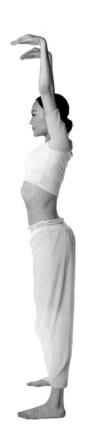

3. 呼气，在弯腰的同时，让上身躯干向下方摆动下去；让头和双臂在两腿之间松动地摇摆；上身应放松，尽量放软；大约做6次或更多次完全的摆动动作。

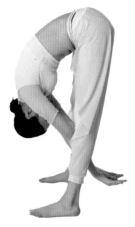

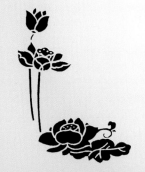

4. 然后，吸气，回复到挺身站着的姿势；两臂仍然高举过头。重复做整个练习5～10次。

注意：患有眩晕、腰椎间盘突出或高血压的人不要做这个练习。

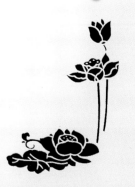

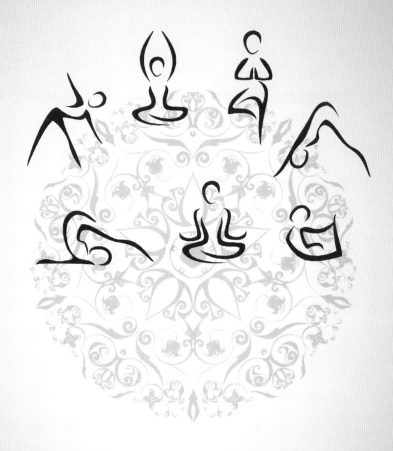

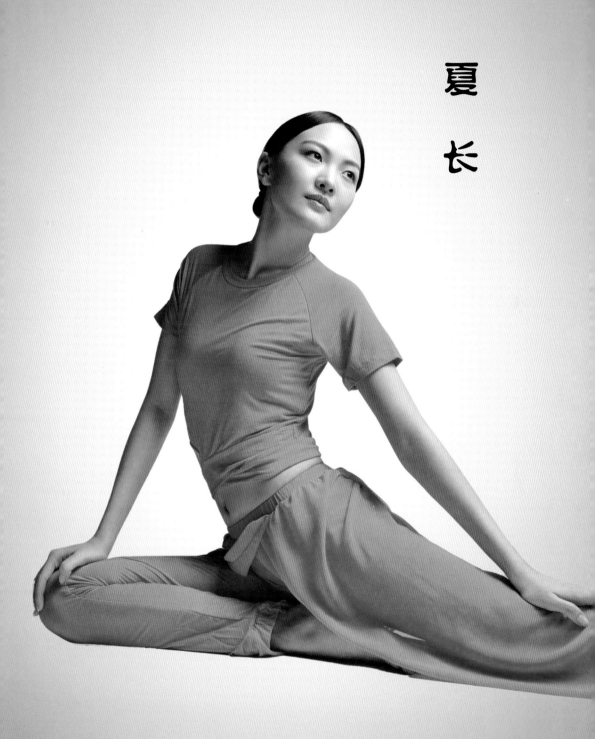

夏长

七十二候养生瑜伽之夏季

夏三月，此谓蕃秀。天地气交，万物华实。夜卧早起，无厌于日，使志勿怒，使华英成秀，使气得泄，若所爱在外，此夏气之应，养生之道也。逆之则伤心，秋为疟，奉收者少，冬至重病。

夏季是万物繁茂的季节，阳旺之时，夏季属火，内脏中的心属火，此季节人体的阳气最易外泄。心与小肠相表里，它的疾病多发于脉和五脏。

夏属火，其气热，通于心，主养长，暑邪当令。这一时期，天气炎热，暑为阳邪，升散开泄，耗气伤津，体弱者易为暑邪所伤而致中暑。人体脾胃功能此时也趋于减弱，食欲普遍降低，若饮食不节，贪凉饮冷，易致脾阳损伤，出现腹痛、腹泻等脾胃病症；或饮食不节，易致泄泻、痢疾等肠道疾病和食物中毒。又长夏属土，其气湿，通于脾，湿邪当令。此时湿为阴邪，其性趋下，重浊黏滞，容易阻遏气机，损伤阳气，人体易为湿邪所伤，或暑邪挟湿，易患暑湿病症。

夏季养生：夏天要晚睡早起，心情保持愉悦，忌轻易激动和恼怒。着装方面注意使身体排汗通畅，要经常进行户外活动，不要怕热而懒动。如果违反了这些规则，到了秋天就容易生病。夏三月益出汗，但也不要经常大汗淋漓。

夏养阳，夏季的瑜伽练习顺应夏长的特点，将体内的沉积之物，彻底生发出来，养护了心脏。练习方法综合《黄帝内经》中的心和小肠相表里的原则，有效地疏通心经、心包经、小肠经和三焦经，并结合清凉调息，有效地改善心火过旺导致的上火、耳鸣、咽喉疼痛、流感等症状，为秋季做好准备。

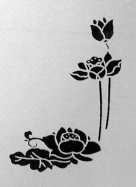

七十二候养生瑜伽之夏季

立夏

立夏是夏季的第一个节气，在每年的5月5日左右。立夏处在春夏更替时，从这一天开始，温度会逐渐攀升，自然界的阳气也越来越旺，这时人们会感觉烦躁上火，食欲也会有所减退。

立夏初候蝼蝈鸣——通心经　护心脏

今日始蝼蝈鸣：蛄在田间的鸣叫声（蛙声）。

南方生热　热生火　火生苦　苦生心　夏养心

一切生命活动的动力过程归为心，心位于胸腔中，横膈膜之上，两肺之间，形似倒垂的莲花，外有心包护卫，是五脏之首，君主之官，为神之舍，主血脉、主神志，其华在面，手少阴心经与手太阳小肠经在心与小肠之间相互络属，故心与小肠相表里。

心经：首穴为极泉穴，末穴为少冲穴，左右各9个穴位。

小肠经：首穴为少泽穴，末穴为听宫穴，左右各19个穴位。

手臂练习

手臂练习通心经、护心脏，在立夏这个节气练习此动作，可有效疏通手三阴经和手三阳经，改善失眠、手掌多汗，美化双臂，增强心

脏功能。

做法：

1. 简易坐，也可以站立，腰背肌肉收紧，脊柱向上伸展，两臂自然放于体侧。

2. 吸气时手指相触，手指向前臂内侧用力，让五指触向前臂，两臂由体侧慢慢向上抬起，直到手背在头顶上侧相触。

3. 呼气时双手向两侧推手掌，掌根向两侧用力，两臂慢慢向下放落，直到垂于体侧。

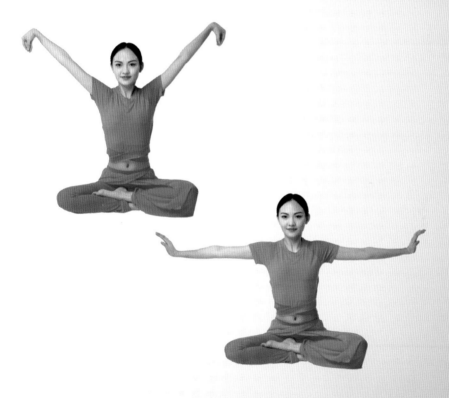

4. 连续练习20次后放松。

七十二候养生瑜伽之夏季

立夏二候蚯蚓出——盛夏去火术

今日始蚯蚓出：大地上可看到蚯蚓掘土。

拍肘窝去心火

夏季是一年中最热的时间，也是阳气最旺盛的季节，五脏中心属火，心火在夏季太过旺盛易伤心脏，也容易使人情绪失控、心情烦闷不安、疲倦乏力，此时去心火非常重要。

拍肘窝方法：把左手臂伸直，用右手找到左手臂的肘横纹正中，用右手大拇指点住它定位，找到后，再用右手四指平放在肘窝正中，这个范围之内都是拍打的区域。找准位置后，可用右手的四指并拢轻轻拍打。反过来，用左手拍打右手的肘窝也是如此，力量可由轻到重。一般心肺有热的人，拍打后就可看到肘窝局部发红，甚至能拍出痧来。

反转双臂练习

这个动作对手臂的穴位和心经、小肠经疏通得非常充分，可灵活腕关节、肘关节、肩关节。

做法：

1. 跪坐或简易坐，双手前平举，掌心相对，向外反转手掌至手背

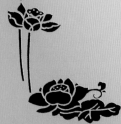

七十二候养生瑜伽

56

相对，小指向上。

2. 右手手腕压在左手手腕上，双手十指交叉相握。

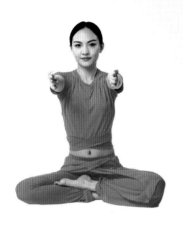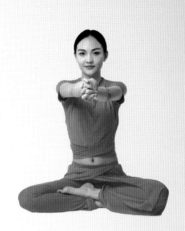

3. 保持双手不要分开并向下、向内，再向上、向前转动，最后双臂伸直。保持1分钟30秒，慢慢收回，松开双手，再换相反方向练习。

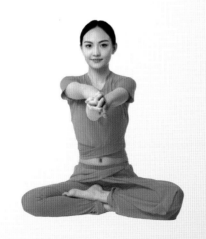

七十二候养生瑜伽之夏季

57

立夏三候王瓜生——夏听徵（zhǐ）音　徵调入心

今日始王瓜生：蔓藤开始快速攀爬生长。

夏听徵音　徵调入心

徵音，相当于简谱中的"5（so）"。徵调风格欢快，轻松活泼，像火一样升腾。徵调入心，对心血管的功能具有促进作用，对血管淤阻的各种心血管疾病疗效显著。

代表曲目：《山居吟》《文王操》《渔歌》等。

收听时段：中医认为午时（11:00～13:00）是心经时段，戌时（19:00～21:00）是心包经时段，心包经主要起到保护心脏、保存精力的作用。心包是心的保护组织，又是气管通道。从上述的理论看，徵音在午睡前收听较好，音量不宜太大，可起到较好的催眠作用；也可在晚饭后收听，帮助消化，有利于营养吸收。收听时间为每次30分钟到1小时。

适合人群：在生理健康的情况下，人的心气强健，推动血液运行的生理功能正常，全身生理机能正常，表现为面色红润有光泽，脉搏节律均匀、和缓有力。如果心的精气虚少，推动血液运行的功能便会减低，可见心慌心跳、面色无华、脉虚无力等证。所以，伴有失眠、多梦、精神萎靡、心慌、心胸憋闷、胸痛、烦躁等症状的人

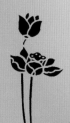

群均可收听。

直角式

直角式能够很好地拉伸手臂内侧的心经和心包经，矫正驼背，扩张胸腔，促进心脏功能，改善脊柱弯曲和双肩下垂；消除颈肩背紧张，加强肩部力量；伸展下肢肌肉，加强下肢力量。

做法：

1. 山式站立，双脚的脚趾、脚跟并拢，臀大肌收紧，手臂自然垂于体侧，肩膀打开，身体的重心均匀地压在双脚上，眼睛平视前方，调好气息。可以在山式的基础上或将左脚向左侧打开一步，与肩同宽，双手在体前手指交叉，翻转掌心向下。

2. 吸气，手臂向上举起，上臂贴紧耳朵，手掌尽量推向天花板，眼睛看向前方，保持正常的呼吸，将意识集中到髋关节。

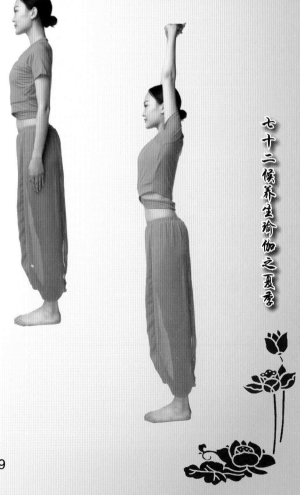

59

3. 呼气时上体由髋部慢慢向前弯曲，直到上身和腿成90°角。此时身体的重心既不能往前也不能往后，意识集中在整个脚掌上，眼睛始终看着手背，保持正常的呼吸，手掌根依然向前推，大腿肌前侧收紧用力，保持1分钟。

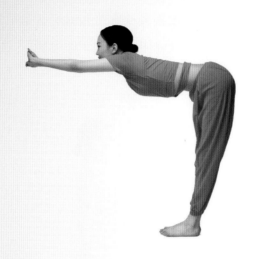

4. 吸气，慢慢起身，呼气，推手掌由两侧慢慢放落手臂。连续练习3次，之后耸肩，向后绕肩膀，绕肩整个力量是由肩膀、上臂带动着前臂向上、向后，再反方向绕，慢慢停止。

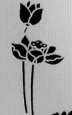

注意：这个姿势的重点，一是保持的时候气息要均匀；二是一定要使身体成90°，做不到90°的可以将双臂放在一个与练习者腰同高的桌子上去压肩；三是大腿肌前面要收紧来保持平衡。处于腰部发病期的人，应谨慎练习此动作。

小满

小满是进入夏季以后的第二个节气，在每年的5月21日左右。之所以叫小满，是因为在这个节气很多谷物已经长得饱满了，但还没有成熟。对于人体来说，小满是24节气中身体代谢生长最旺盛的一个节气，是儿童长个子最快的节气，同时也是人体易患各种湿热性疾病（如风湿热引起的关节疼痛，包括膝关节、腰椎关节疼痛等）的时期。

小满初候苦菜秀——夏食苦味

今日始苦菜秀：小满节气中，苦菜已经枝叶繁茂。

夏季饮食

小满后，天气炎热，饮食应以清淡为主，建议常吃一些具有清热、利湿、养阴作用的食物，如薏米、绿豆、红小豆、冬瓜、黄瓜、苦瓜、油麦菜、黄花菜、芹菜、胡萝卜、西红柿、山药、西瓜等。俗话说"鱼生火、肉生痰"，夏季本身身体内就有湿热，如果再经常食用一些鱼肉、畜肉等容易生湿助湿的食物，就会进一步加重体内的湿热状况，导致痰多上火等症，因此切忌经常食用肥腻厚味的食物。另外，还可以根据个人的体质适当搭配一些苦味食物，常言说：天热食苦，胜似进补，这是因为苦味食物具有泻火解暑、抗菌消炎、提神醒

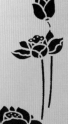

脑、消除疲劳的效果。

鸟王式手臂练习

这个练习能补养加强双臂、手腕和前臂肌肉；去除上肢多余脂肪；伸展双肩、增强肩关节活动度；挤压按摩到心经的穴位，对心脏有益。

做法：

1. 简易坐或踮起脚尖跪坐，双臂前平举，掌心向下；翻转掌心相对，大拇指向上。

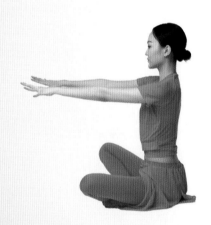

2. 屈双肘，两肘平行于肩膀，将右臂压在左臂上侧，两手向内环抱肩膀，尽量往里抱，抱好了之后，左臂回来，大拇指冲向鼻尖，不动，左臂再也不动了，然后右臂从左臂的外侧去绕，直到两手合掌。合不上也没关系，可以两个手指握着或弯着。做到这个姿势后，手臂慢慢向前。保持1分30秒。

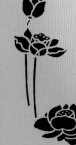

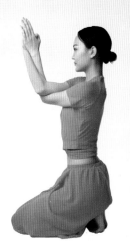

3. 松开手臂之后，再将左臂压在右臂上面，两手抱住后侧的肩胛骨，抱得紧紧的之后，右臂松开，大拇指冲向鼻尖，左臂从外侧绕，两手合掌，手臂再慢慢向前。不够柔软的那一侧多停留一会，停留1分30秒之后，双手分开，两臂顺势向两侧打开，掌根向两侧推，慢慢地放落，闭眼放松，调整呼吸。

小满二候靡草死——俏丽容颜随心变

今日始靡草死：喜阴的一些枝条细软的草类在强烈的阳光下开始枯死。

养心安神　保持心情舒畅

夏属火，对应心，此时心脏最为衰弱，小满后，人们容易受天气燥热的影响而感到烦躁不安，情绪上也容易急躁发怒，这对于养生来说是大忌。俗话说"相由心生"，人的容貌会随心境而改变，经常发

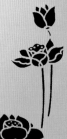

七十二候养生瑜伽之夏季

脾气、暴躁易怒，时间长了就会影响容貌。因此，此时养生一定要做到戒怒戒躁，尤忌大喜大怒，应尽量静养，保持心情舒畅、情绪舒畅、安闲自乐。不防尝试一些可以静气安神的文体活动，如绘画、下棋、种花、练习瑜伽中平衡的动作，达到静心的目的。

半莲花树式

这个姿势是在树式的基础上，更充分地打开髋关节。它以静心为主，并能锻炼腿部、背部、胸部；加强脚踝力量，发展平衡性与体态的稳定；增强集中注意的能力，放松两髋，对胸腔也有益。

做法：

1. 山式站立，手自然垂于体侧，眼睛平视前方，眼神固定到前方一点。

2. 重心压到左腿上，右膝弯曲，吸气，慢慢抬起右腿，把右脚放在左大腿前侧，脚背贴在左大腿上，脚心向外；呼气，右膝使劲向后用力，左腿向前用力，直到双腿平行，臀部收紧向前推，保持自然呼吸，用双腿的相反作用力保持脚的稳固。

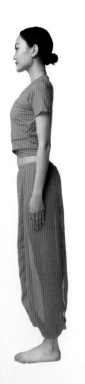
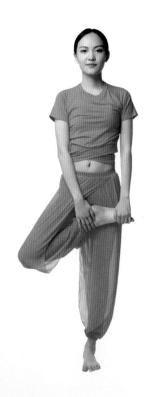

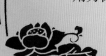

3. 双手胸前合掌，吸气，手臂向上拉伸，停留1分30秒，保持自然呼吸。慢慢收回，做反方向练习。

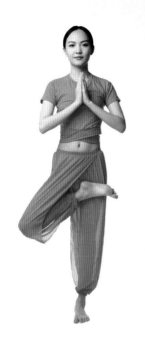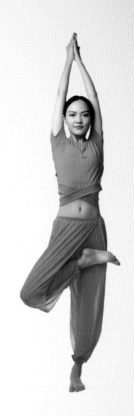

小满三候麦秋至——逆转时光修行法

今日始麦秋至：此时麦子开始成熟。

心与小肠相表里　心包与三焦相表里

夏季练习瑜伽主要的功效就是养心、静心、疏通与心脏有关的经络，主要是心经、心包经、小肠经及三焦经，它们四者是相互表里、相互支持、缺一不可的直属关系，这四条经络主要经过人体的手臂，其中，心经和心包经行走于手臂的内侧，小肠经和三焦经行走于手臂的外侧。因此，夏季的瑜伽体位多数是练习双臂的，进而疏通这四条经络，刺激手臂上的穴位，有效地增强心肺功能，促使心脏将血液供应到全身，使周身的血液循环顺畅起来，从而防止因血液流通不畅导致的色斑、肤色暗沉等问题。

半位加强侧伸展

这个姿势伸展了双臂内侧的经络，扩张了整个胸腔，增强了心肺功能，可以改善驼背、含胸，还可以消除颈纹。练习这个动作，刺激到颈部前侧的人迎穴（胃经的一个穴位），可以防止脸部衰老；还刺激到脖子前侧的甲状腺和甲状旁腺，增强了人体的新陈代谢。如果有甲亢的人，练习时注意不要特别用劲抬头。

做法：

1. 站姿，双脚分开略比肩宽，脚趾冲向正前方，双手背后合掌，拇指相扣，翻转手腕，手指向上，两手慢慢向上挪至到肩胛骨中间。做不到的人就双手背后握住对侧肘，如果还握不到，那么就双手在背后相握。

2. 做到这个姿势之后，身体跟随左脚左转90°。

3. 呼气，上身向前弯曲到90°保持，抬头，此时左大腿肌前侧在用力、收紧，整个身体在一个90°上停留，头不要低下，保持1分30秒。

七十二候养生瑜伽

4. 吸气，抬起上身，呼气，左脚转回，身体转向前侧，再进行反方向练习1分30秒。

5. 双手慢慢放落休息。

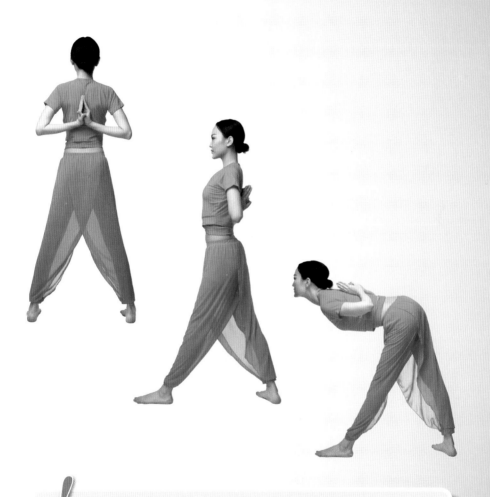

七十二候养生瑜伽之夏季

！　注意：做完加强侧身展之后，手臂慢慢地放落，稍作气息的调整，之后，在原有的站姿上，双手于胸前合掌，闭眼，关注呼吸。

夏季的第三个节气是芒种，在每年的6月6日左右。芒，本意是指有芒的谷物，后来引申为忙，即从芒种开始人们就要忙着种有芒的农作物了，因此这个节气叫芒种。从芒种开始，天气逐渐变得炎热，已经进入典型的夏季，雨水较多，空气湿度增大，此时应注意做好防湿防潮工作，以预防湿病。

芒种初候螳螂生——远离心脑血管疾病

今日始螳螂生：螳螂在去年深秋产的卵因感受到阳气初生而破壳生出小螳螂。

保护心脏

芒种后，心脏负荷增加，心脏功能变得较弱，如果不注意调理，就可能导致心脑血管疾病复发。因此有这个问题的人群要做到：平时生活要有规律，尽量避免在阳光强烈时外出活动，如果必须外出，应注意防晒，并及时补充水分；保证充足睡眠，适当午睡；多吃新鲜蔬菜水果，少吃油腻及高脂食物；预防伤风感冒，以免因感冒引起感染而诱发心脑血管疾病。

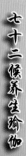

七十二候养生瑜伽

手指练习

芒种的时候暑气加重，也要注意防寒。所以瑜伽练习会选用一些具有增强手臂及腿部力量的动作，使身体的力量增加，防止寒气进入。手指练习能增强上臂肌肉的力量，防止我们的手臂因为缺乏锻炼而导致皮下脂肪堆积，同时也增强身体的防寒能力。手指练习对心脏有益，它按摩了中冲、劳宫、少冲、少府等穴位，达到预防心脏病的效果。

做法：

1. 选一个舒服的姿势坐好，双臂前平举，四个手指向内，大拇指包在外侧，紧紧地握住，闭上双眼，保持这个姿势。

2. 迅速地把五指打开并用力伸展手指。

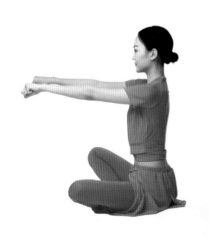

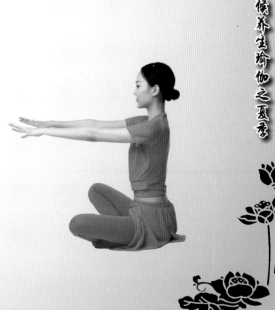

七十二候养生瑜伽之夏季

3. 然后再收回四指，大拇指包在外侧，用力握紧，坚持15秒后再打开。反复做10次。

芒种二候鹏始鸣——消斑去痘法

今日始鹏始鸣：喜阴的伯劳鸟开始在枝头出现，并且感阴而鸣。

运动排毒　让肠道更清爽

芒种时，肠道容易出现问题，因此建议人们多关注肠道健康。除了科学健康的饮食外，还可做一些运动，以排除肠道毒素，比较有效的瑜伽体位法能起到腹部按摩的作用，但注意这时的运动应量力而行，切勿过度疲劳，避免大汗淋漓而导致体内津液受损。

三角转动式

这个体式对精神抑郁者有利，能加强消化功能，刺激肠的蠕动，有助于消除便秘。在这个季节做三角转动式，有利于改善肤色，让肤色变红润；有利于防止皮肤出现问题，如长斑、痘痘等。

做法：

1. 山式，双脚分开约一条腿长的距离，脚跟向外，脚趾向内，双臂侧平举，收臀肌，调整好呼吸。

2. 吸气，身体跟随右脚右转90°，呼气，上身向前弯曲和地板成90°，掌心向下。

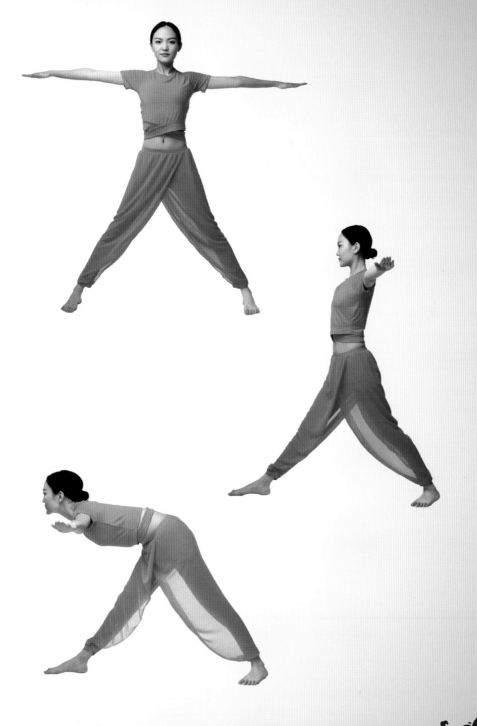

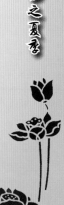

七十二候养生瑜伽之夏季

3. 将左手放在右脚内侧或外侧的垫子上，手掌触地，右臂向上举起，转头，眼睛看向右手，左手的五指打开，左肩向右侧用力，右臂向上伸展，保持1分30秒，自然呼吸。

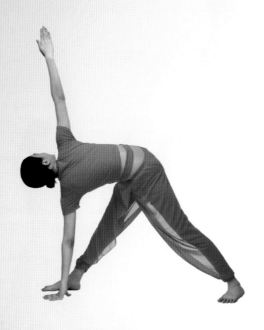

4. 吸气，再回到上身与地板水平的状态，大腿肌用力，起身，换反方向练习，然后，两脚八字收回，放松。

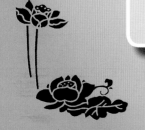

> **！** 注意：腰椎间盘突出的患者，或者是有严重颈椎病的人，不要做这个练习。有轻度颈椎病的人练习时，不要转头看上面的手，眼睛平视就可以了。

芒种三候反舌无声——舌抵后腭契合法

今日始反舌无声："反舌鸟，春始鸣，至五月稍止，其声数转，故名反舌。"

补钾顺气更重要

芒种后五日天气开始炎热，人体出汗较多，大量出汗会带走体内的矿物质，尤其是钾元素更容易随水流失。人体一旦缺钾就会导致低血钾，进而引起头晕、头痛、倦怠无力、食欲不振等症状，建议适量吃些含钾的食物，如土豆、香蕉、毛豆、香菇等。由于天气炎热也会导致心情烦闷、食欲不振、睡眠不佳等状况，建议适当吃些顺气的食物，如萝卜、藕、茴香、山楂等，尤以萝卜效果为佳，中医认为吃生萝卜有助于气在体内的上升，排上气；吃熟萝卜则有利于气在体内的下降，排下气。

舌抵后腭契合法

舌抵后腭契合法具有微妙镇定身体的效果，使人心灵具有内向特性；舌头后翻时，刺激上腭后腔的许多腺体敏感点，会引起有益于身体的分泌物质产生，消除口渴、饥饿；改善消化，帮助保存身体生命能量。

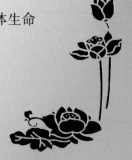

做法：

1. 简易坐，双手放在两膝上，食指弯曲和拇指相触，闭眼关注呼吸5分钟。

2. 双手掌心向下扶住双膝，张开嘴，舌尖向后卷起，舌腹抵上腭；舌尖尽可能向后而不吃力，再闭上双眼，闭上双唇。

3. 保持10分钟，注意力在口腔里，当口腔内产生液体后缓缓咽下。

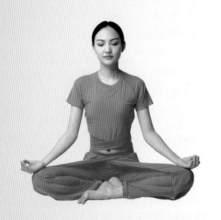

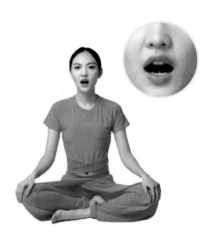

！注意：剧烈运动后不宜做此练习，应在放松状态下做，当口腔后部有苦味分泌时停止练习。

夏至

夏至是夏季的第四个节气，也是一年中阳气最足的节气，在每年的6月21日左右。夏至这一天，阳光直射北回归线，因此是北半球白昼最长的一天，但夏至并非一年中最热的时候。夏至时节的养生应注意阴阳平衡。

夏至初候鹿角解——阴阳平衡法

今日始鹿角解：麋与鹿虽属同科，但古人认为，二者一属阴一属阳。鹿的角朝前生，所以属阳。夏至日阴气生而阳气始衰，所以阳性的鹿角便开始脱落。而麋因属阴，所以在冬至日其角才脱落。

阴阳平衡法

养心时辰（心属阴脏）：午时（11:00～13:00）心经最旺，心主神明，开窍于舌，其华在面，心推动血液运行养神、养气、养筋，人在午时小睡片刻，对于养心大有好处，可使下午精力充沛，心率过缓者宜在11点补心阳，心律过速者应滋养心阴。

小肠时辰（小肠属阳腑）：未时（13:00～15:00）小肠经最旺，小肠的功能是分清浊，把水液归于膀胱，糟粕收入大肠，精华输送给脾，小肠经在未时对人一天的营养进行调理。

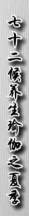

七十二候养生瑜伽之夏季

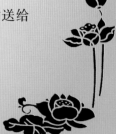

75

清理经络调息

这个调息方法能平衡阴阳经络，清除血液系统毒素，给身体额外氧气供应，滋养全身，使肺部陈气清除，令人精神焕发，产生宁静、和平感觉，心也更安详、清澈，帮助清除经络系统中的障碍，使气更畅通无阻。本调息练习能使人达到各种感官知觉和心灵从感官对象、事物上收撤回来的状态（制感），又可将人引致瑜伽冥想（执持）之始状态。

做法：

1. 选择任一瑜伽冥想坐姿，如至善坐，至少能舒适坐足15分钟为宜，背伸直，两手放膝上，闭眼，注意力集中于呼吸上，呼吸自然，可尽量深长，以不气促为限。

2. 分别用右手的无名指和拇指控制左右鼻孔气流，右手的中指和食指压住眉心。

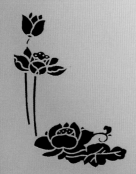

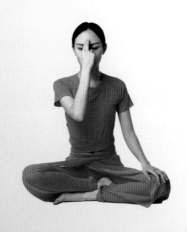

3．右手大拇指压住右侧鼻翼，以左鼻孔进行5次完全式呼吸后，右手无名指压住左鼻孔，以右鼻孔进行5次完全式呼吸，此为一个回合。

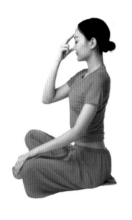
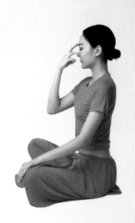

4．共做25个回合。

注意：有高血压、颅内压高、眩晕病的人不宜练习，不宜在空气污染的地方做此练习。呼吸不应勉强用力，或太粗重、太快速，出入时最好无声音；最理想的是吸气与呼吸时间长短相同。

夏至二候蝉始鸣——静心蜂鸣术

今日始蝉始鸣：雄性的知了在夏至后因感阴气之生便鼓翼而鸣。

七十二候养生瑜伽之夏季

宜静心

心包经：戌时（19:00～21:00）心包经最旺，心包为心之外膜附有脉络，气血通行之道，邪不能容，容之心伤。心包是心脏的保护组织，又是气血通道，心包经戌时兴旺可消除心脏周围外邪，使心脏处于完好状态，心发冷者戌时需补肾阳，心闷热者戌时应滋肾阴。

三焦经：亥时（21:00～23:00）三焦经最旺，三焦是最大的腑，有主持诸气、疏通水道的作用，亥时三焦通百脉，人们如果在亥时入睡，百脉可休养生息，儿童可以长个子，对修复身体和生长发育十分有益。

蜂鸣调息

蜂鸣调息具有镇定的作用，通过练习这种调息法可使人外在的意识慢慢往回收。另外，蜂鸣调息能刺激到头部的松果体，有利于睡眠。当我们睡得越深沉的时候，松果体的分泌增强，褪黑激素分泌越多，对调整人的内在环境越有利。松果体是人体中唯一的灵性腺体，经常做这个调息法，会提高人的洞察力、感悟力和观察力，对于提高人的灵性非常有益。

做法：

简易坐，双手放在双膝上，弯曲食指，与拇指指肚相触，深吸一口气，呼气的时候喉部收紧，由鼻腔发出犹如蜜蜂叫的声音。呼气的时长最好是吸气的两倍，也就是说，如果你吸气需要3秒，那么呼气

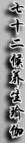

时要用6秒。一吸一呼为一次，每个练习做21次。

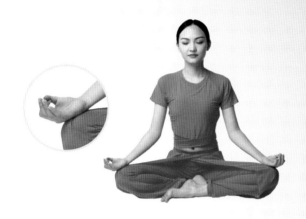

夏至三候半夏生——清凉调息纳凉法

今日始半夏生：喜阴的药草，因在仲夏的沼泽地或水田中出生所以得名。由此可见，在炎热的仲夏，一些喜阴的生物开始出现，而阳性的生物却开始衰退了。

心静自然凉

夏季的情绪管理宜静心。心是所有情绪的主人，悲、忧、喜、怒、惊则动心，心动则五脏动，若要养生，先要养心，若要养心，先要养静，心念越少，情绪则越稳定，在瑜伽中讲到的制感（控制5个感官）就是最大的养生法则。

七十二候养生瑜伽之夏季

清凉调息

通过这个练习，空气进入肺部时，使空气清凉，从而使全身清凉、肌肉群放松，产生宁静安详感觉，增强消化力，净化血液，促使生命之气流通。若人体的五脏偏虚，会有虚火，脾胃消化功能就会很弱，通过清凉调息的练习，口腔内就会产生津液，起到滋润身体、助消化、降胃火的作用。

做法：

1. 将嘴微微张开，舌头卷成管状，用舌头吸气。呼吸应是完全式呼吸，气慢慢地吸到腹部、胸部和肩部。

2. 闭上嘴，收回舌头，舌尖轻抵上腭自然地用鼻子呼气，然后，舌头放松，再将口中的津液慢慢咽下，反复做21次。

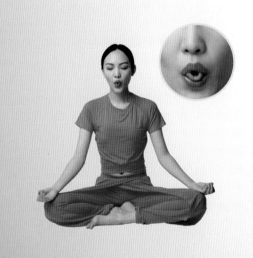
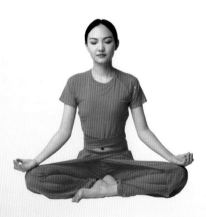

清凉调息每次都做21次是有原因的，在瑜伽里，21次是人体内气体的一个大轮回，当做完21次清凉调息时，人体的血液流速就会变慢，使人完全地安静下来。

！ 注意：清凉调息练习一定要在空气流通的地方做，但又不能坐在风口处。如果舌头做不成管状的话就把嘴做成管状，用嘴进行同样的呼吸练习。

小暑

入夏后的第五个节气就是小暑，在每年的7月7日左右。"暑"意为热，小暑虽然不太热，但天气已经开始炎热了。小暑意味着将要进入夏季最热的三伏天了，三伏天是一年中最热、湿度最大的时期。在此期间，建议避暑乘凉，以防中暑。

小暑初候温风至——凝神静气法

今日始温风至：小暑之日温风至，这里的温风是热风，最热的时候要到来了。小暑时节大地上便不再有一丝凉风，而是所有的风中都带着热浪。

盛夏宜静心

小暑节气就进入了三伏天，此时气温高、湿度大、天气闷热、气压较低，容易使人产生胸闷气短、心率变缓等症状，严重时甚至会引起心脏不适。因此，小暑时节应注意养心，尽量避免熬夜，保证充分休息。

在炎热的天气里，人们往往贪凉，经常喝冷饮、吃凉菜，这容易导致脾胃虚弱。因此，小暑时节也不可忽视调养脾胃。三伏天容易中暑，为预防中暑，建议适量喝绿豆汤、淡盐水，防止津液损失过多而导致虚脱。

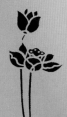

七十二候养生瑜伽

一点凝视法

一点凝视法为凝神静气法，可加强大脑的能量、去除困倦、清理头脑额区，使人的思维、视觉自动停止，允许头脑休息并在心灵虚无、空虚状态中重新获得活力。此时心情平静，像天空一样广阔无限，大脑做好了冥想的准备。这个练习平衡及加强神经系统功能，具有很好的静心效果。

做法：

1. 取一舒适的冥想坐姿，莲花坐或至善坐；双手做冥想契合手势放在双膝上，保持头、颈、背挺直；闭上双眼，放松全身。

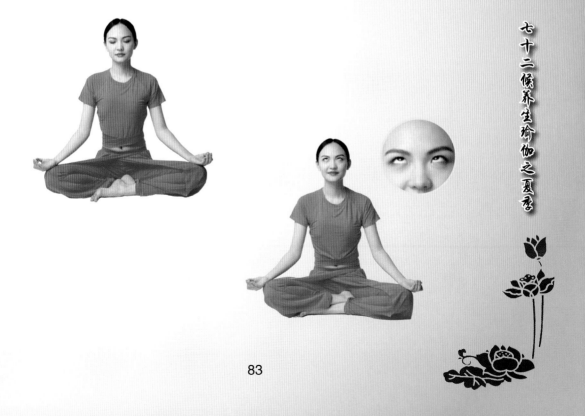

七十二候养生瑜伽之夏季

2. 圣光调息，轻轻地使劲做呼的过程，让吸气慢慢自发进行。

3. 用鼻子深吸气，腹部向外扩张；呼气时，腹部轻用力快速地向内收缩，但不要太过用力和紧张。

4. 呼气之后只做瞬间的悬息，之后吸气，是自然地、自发地进行，不要用力，腹部自然向外扩张，然后快速呼气。

5. 完成50次后，再一次吸气时，尽量让肺部充满空气屏气不呼；把意念专注在眉心处，双眼凝视眉心，感觉大脑非常平静，没有任何杂念。

6. 尽量长久地悬息。悬息结束后，自然呼吸，双眼始终凝视眉心3～5分钟，当眼睛疲劳后闭眼放松。

意念控制：在呼吸时放在有节奏的呼吸上，在悬吸时意念放在眉心处。

练习时间：在体位或清洁法之后练习效果佳。可在做完圣光调息后练习，或在一天中的任何时间均可练习，但前提是空腹或饭后3～4小时。

注意事项：练习过程中如果出现头疼、头晕等不良反应要立即停止练习，坐下来休息一下，当反应消失后再继续练习，练习过程中一定要集中注意力，但不要太过用力。

不宜人群：患有高血压、心脏病、眩晕、癫痫、中风、疝气、胃溃疡及处于生理期的人不要做此练习。

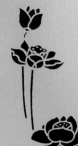

小暑二候蟋蟀居壁——心肾相交法

今日始蟋蟀居壁：蟋蟀生而还在穴中面壁，不能出穴而飞，至农历七月后才能出穴。

清凉食物去心火

小暑时节，天气日渐炎热，容易出现食欲不振、胃肠不适的症状。中医认为，应趁此时通过适当的饮食来改善身体的不适，适量饮用可清热解暑的食物。

绿豆：历来是清热解毒、除烦止渴的首选食物，一般以煮成绿豆汤饮用最佳。三伏天饮用绿豆汤可以有效防暑、止渴利尿。

西瓜：西瓜中含有人体所需的多种营养物质，如葡萄糖、果糖、苹果酸、胡萝卜素、维生素C以及多种氨基酸等，能有效补充人体内随汗液流失的营养成分。另外中医认为西瓜具有清热解暑、除烦止渴、利尿、助消化的功效。

黄瓜：黄瓜是含水量最多的蔬菜，夏天经常食用可有效为身体补充水分。

冬瓜：含有人体必需的维生素和矿物质，适量食用能代偿人体随汗液流失的营养成分，调节人体的代谢平衡。由于冬瓜是清热解暑、利水消肿的佳品，因此有慢性肾炎水肿、营养不良性水肿、孕期水肿的人群可适量食用。

以上食物最好常温食用，体质虚寒者慎用。

摩天式

这个姿势的好处是，可以改善圆肩，美化双臂，改善我们的体态，让我们变得更加挺拔；同时按摩脚趾的末梢神经，刺激到脚

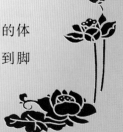

掌心的涌泉穴，起到心肾相交的作用；由于练习时我们的手掌向上推，劳宫穴也得到了刺激。更好的一点是，在小暑做这个动作，可以起到静心的作用，这是因为它是平衡的姿势，促使你必须把意识收回来。1分30秒之后，脚跟放落，眼睛平视前方，双手松开，两手掌、掌根用力向两侧推，仿佛摸着两侧的墙，慢慢地向下放，越慢越好，疏通手臂内侧的心包经和心经，可以很好地改善睡眠。调整一次呼吸，稍作放松，连续地去做三遍或五遍摩天式，过一段时间，就会发现自己的上臂变得细了一些。这是因为我们在做练习的时候，手臂是在用力的，上臂是收紧的，它会消耗掉手臂上一些多余的脂肪。

做法：

1. 山式站立，双手于体前手指交叉，翻转掌心向下。吸气，手臂向上举起，眼睛向前平视，上臂贴紧耳朵，手臂和耳朵是在一条线，贴近耳线，上臂根处向上用力，手掌去推向天花板，上臂用力收紧。

2. 吸气，抬起脚跟，呼气，保持。抬脚跟的时候，重心向大脚趾的部位微微下压，整个身体的重心其实是均匀地摊在双脚的脚掌上，此时身体是完全垂直的，臀肌、大腿肌收紧，眼睛看向前方固定的一个点，神定在这个部位，尽可能地保持在这个姿势，自然呼吸。

七十二候养生瑜伽

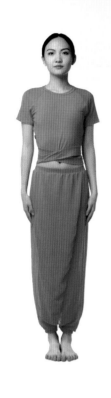
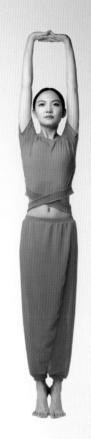

小暑三候鹰始挚——强健心脏

今日始鹰始挚：鹰已经感知到萧杀之气将至，开始练习搏击长空了。

夏养长　起居调养

养生应顺应夏季阴消阳长的规律，保证每天充足的睡眠，尽量晚睡早起，以保持精力充沛。此时空气比较湿热更要防止阴暑，不要在通风口睡觉，空调温度不宜开得过低，以防寒气进入体内。此时节可适当出汗，将体内寒气排除。

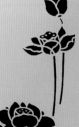

七十二候养生瑜伽之夏季

蹲式

蹲式可强健心脏，增强腿部力量，增强心肺功能。适当地练习这个体式，会让我们的心跳加速，心跳加速就会促进血液循环，从而加强双腿内侧、双膝、两踝、子宫、肌肉力量，对孕妇与运动员更有益。但是，对于有心脏病的人，练习的运动量不宜太大，否则，将对他们不利。

做法：

1. 山式站立，双脚分开，脚跟间距略比肩宽，脚趾向外，双手于体前手指交叉或手掌重叠，拇指轻轻相对。

2. 肩膀打开，收臀肌，吸气伸展脊柱，随着呼气，下蹲，屈双膝到90°或60°，静静地保持，并体会收臀肌、收尾骨、肩膀向后、背去贴墙的感觉。

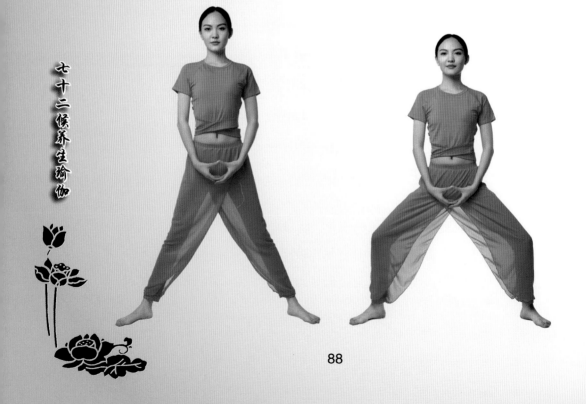

七十二候养生瑜伽

3. 保持在自己的极限之内，累了就吸气起身。

注意：膝关节有伤的人应在医生指导下练习；膝盖不能超过脚趾尖，双膝是向外打开，并且是冲着脚趾尖的，两者在一条直线上；下蹲的度数是在自己的能力范围之内，高血压、心脏病的人蹲到30°就可以；如果想去消除大腿的脂肪，应蹲得深一点，到90°。保持的时候，一定要注意上背部是贴墙的感觉，而不是往前倾，再次吸气的时候，膝关节伸直，呼气时手放松。

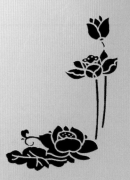

七十二候养生瑜伽之夏季

大暑是夏季的最后一个节气，即第六个节气，也是全年中天气最热、最旺盛的节气，在每年的7月23日左右。这个节气要多休息、多喝水，注意避暑纳凉、适当养心，应注重静心养生，还要抓紧治疗冬季易发作的慢性病。

大暑初候腐草为萤——冬病夏治

今日始腐草为萤：世上萤火虫约有两千多种，分水生与陆生两种。陆生的萤火虫产卵于枯草上，大暑时，萤火虫卵化而出，所以古人认为萤火虫是腐草变成的。

冬病夏治　益处多多

中医历来有冬病夏治的传统，尤其是大暑时节，阳气最旺盛，能最大限度地去除体内的风寒，解除体内痼疾，因此在冬季高发的寒性疾病应在大暑积极治疗。适用于冬病夏治的疾病有，冻疮、哮喘、鼻炎、慢性支气管炎、肺气肿、胃寒痛、慢性结肠炎、肩周炎、颈椎病、风湿性关节炎、肌肉劳损症等。

山猫变式

对于驼背含胸的年龄比较小的练习者，这个动作练习15天，就会

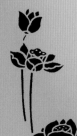

七十二候养生瑜伽

有很大的改善。它能很好地疏通心经、心包经，刺激到腋窝处的心经的极泉穴。极泉穴是手少阴心经的穴位之一，位于腋窝顶点、腋动脉搏动处。刺激到这个穴位，能够改善心脏功能，还能够缓解我们的手心多汗状况。练习这个动作，扩展了整个胸腔，改善了驼背、含胸，可防止女性在这个节气由于肝火或者心火过旺引起的乳房胀痛、乳腺增生。它还能强壮横膈膜；改善呼吸系统疾病；锻炼整个背部，特别对脊背神经和颈椎病有益；增强肩关节活动度；伸展腹部的胃经，从而减轻胃病；引领血液流向颈部和面部，消除疲劳和紧张。

做法：

1. 爬行的姿势。

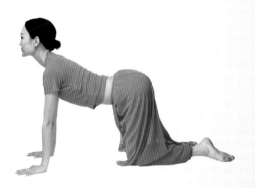

2. 双手握住对侧的肘，呼气，臀后移，将前额放前臂上。

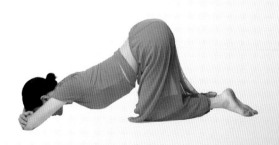

91

3. 两臂慢慢地向前伸直，直到大腿与地板垂直，呼气，胸向下压，感受整个肩部在打开，感受整个胸腔在扩展。身体不动，自然呼吸，停留在极限内。

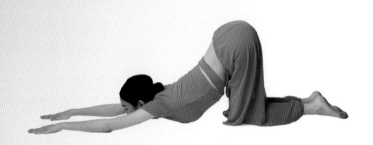

4. 保持上臂不动，双手回收并握住对侧的肘关节，吸气，双臂用力抬起上身，呼气，重心向前移，顺势俯卧到垫子上，手臂放于体侧，脸转到一侧去休息。

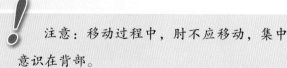

注意：移动过程中，肘不应移动，集中意识在背部。

大暑二候土润溽暑——闷热难耐　泄气缓之

今日始土润溽暑：天气开始变得闷热，土地也很潮湿；湿气浓重，蒸郁而令人难耐。

使气得泄

夏天是阳气最旺盛的时候，人体的阳气也因大自然阳气的鼓荡而生长旺盛。顺应这个趋势，要使阳气"宣泄"出去，只有这样才有利于"秋收"。此季节绿荫翁勃，万物都在蓬勃生长，天地间一片生机盎然的景象。顺应自然，人体的阳气也因大自然阳气的鼓荡而生长旺盛，而阳气是主泄的，所以相对于其他季节而言，夏天人体最爱出汗。出汗的首要功能，就是调节人体的体温；其次，出汗还有一个功效，就是排毒。所以在夏天要做到，勿贪凉、适当运动、适当出汗，让阳气尽情宣泄。

腰转动式

练习腰转动式，快速出汗，促进新陈代谢，补养和加强双臂、腰部、背部和髋关节；腹部器官得到按摩；腰上围线的脂肪也得到减少和分散。

做法：

1. 山式站立。

2. 双脚略比肩宽，十指相扣。吸气，双手抬到胸前翻转手掌，上臂根处用力使双臂向上伸展；呼气，自腰部向前、向下俯身，直至腰背、手臂与地面平行，此时大腿前侧用力。

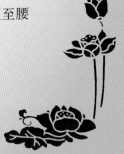

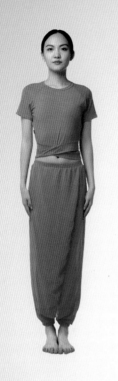
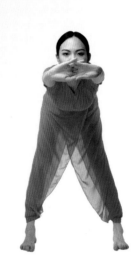

3. 调整一次呼吸后，再次呼气，手臂带动脊柱向右水平扭转90°；吸气，恢复正中；呼气，向左。同理重复做12次。起身，双手在背后相握，站立放松。

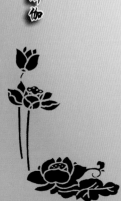

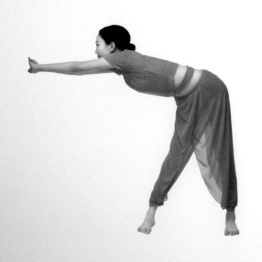

大暑三候大雨时行——心定自然凉

今日始大雨时行：因湿气积聚时常有大的雷雨会出现，这大雨使暑热减弱，天气开始向立秋过渡。

心藏神明

善于养生者，外不劳其形，内不扰其神，神形即安，身心自宁，中医讲人体精气神的重要性，那么什么是"神"？两精相搏谓之神，所谓两精，就是指阴（血）阳（气）的相互作用所产生出来的功能，被称为神明，即人的心气足了以后，外散出来的才是神。心跳强则肝肾功能旺盛，生理功能就好，心动五脏动，心弱五脏弱，心为生之本、神之变、五脏之君主，故养生先养心。

猫平衡式

这个姿势能调节神经系统的平衡，在大暑这个节气进行练习还具有稳定情绪的功效。

做法：

1. 手脚呈爬行的姿势，双臂、大腿都与地面保持垂直，五指打开，肘窝相对，脚放平，双手打开与肩同宽，眼睛平视前方。

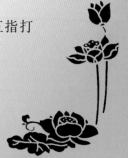

2. 右腿向后伸出去，脚趾触地，将身体的重心集中在双手和左腿上，右腿水平抬起来，与背部在一条平行线上。

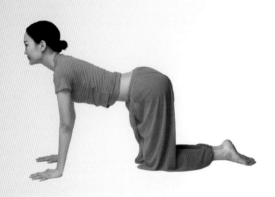

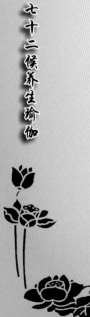

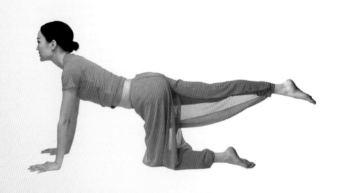

3. 掌握好身体的平衡，眼睛看向前方，左臂向前抬起来，水平往前拉伸，收紧小腹肌肉，臀肌收紧。自然呼吸，保持1分钟。换反方向做同样练习后，俯卧放松。

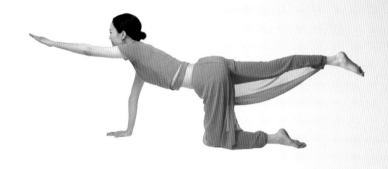

七十二候养生瑜伽之夏季

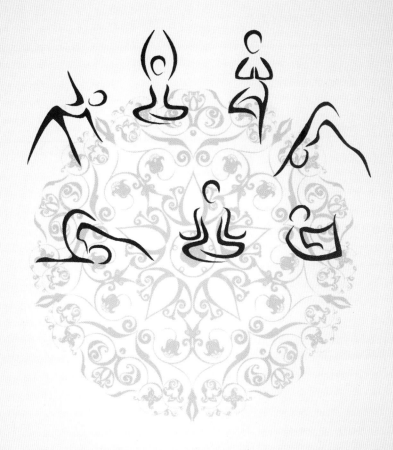

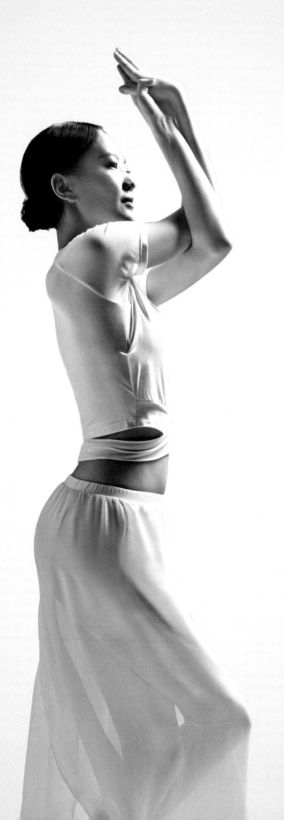

秋收

七十二候养生瑜伽之秋季

秋三月，此谓容平。天气以急，地气以明。早卧早起，与鸡俱兴，使志安宁，以缓秋刑；收敛神气，使秋气平，无外其志，使肺气清，此秋气之应，养收之道也。逆之则伤肺，冬为飧泄，奉藏者少。

西风生于秋，病在肺，俞在肩背。西方白色，入通于肺，开窍于鼻，藏精于肺。故病在背，病多发在背部和皮毛。秋三月，静待秋收，秋天养收，安宁精神，平静思维，这样才能适应秋天的肃杀，阳气收敛。此季节是养阴的季节，属性为金，对应脏器为肺，肺和大肠相表里。

秋季养生：秋天应该早睡早起，心情要经常保持平静，不要有太多的思虑，不要使心神散乱。如果违反了这些规则，到了冬天就容易生病。秋属金，其气燥，通于肺，主收，燥邪当令。这一时期，秋高气爽，气候干燥，加之夏季余热未清，津液未复，人体偏于津亏体燥。燥邪当令，人体又易为燥邪所伤而致津伤肺燥。初秋之气，称之为温燥，此时暑烈未开，胃口未开，饮食仍以清淡平和、滋润清鲜为主，不宜过于辛辣香燥。深秋之气，寒

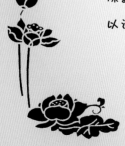

100

意渐加，称之为凉燥，饮食宜逐渐转向味浓肥鲜，增加滋补的份量。根据秋季人们大多会觉得口鼻干燥、渴饮不止、皮肤干燥甚至大便干燥等特点，秋季饮食养生一般以润燥平补为中心，以健脾、补肝、清肺为主要内容，以清润甘酸为大法，寒凉调配为要点。秋季各种水果及蔬菜大量上市，应注意不要过量食用，否则会损伤脾胃。

秋季瑜伽练习以疏通肺经和大肠经为重点，并且增加了呼吸练习，用来增强肺脏功能、增加肺活量。适度的腹部练习可促进大肠蠕动，使排便正常。

七十二候养生瑜伽之秋季

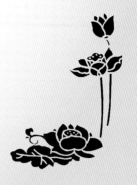

夏之后有一个长夏，立秋季节是中医讲到的长夏的第一个节气，在每年的8月8日左右。长夏是指立秋到白露这三个节气，这是中医学的范围，又被称为"秋老虎"。湿为长夏主气，人的脾脏与之相应，所以长夏防湿。湿为阴邪，"千寒易除，一湿难去"。湿伤人阳气，尤其是脾阳，由于脾脏喜燥恶湿，一旦受损，则导致脾气不得正常运化，而使气机不畅、消化吸收低下，则表现为脘腹胀满、食欲不振、口淡无味、胸闷想吐、大便稀薄，甚至水肿。

立秋初候凉风至——通脾经 养脾脏

今日始凉风至：刮风时人们会感觉到凉爽。

中央生湿 湿生土 土生甘 甘生脾 长夏养脾

一切生命活动的演变过程归为脾，脾位于中焦，在左横隔之下，乃后天之本，统摄血液在脉管中运行，主运化，足太阴脾经和足阳明胃经相互络属，脾和胃相表里。

脾经：首穴为隐白穴，末穴为大包穴，左右各21个穴位。

胃经：首穴为承泣穴，末穴为厉兑穴，左右各45个穴位。

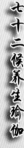

转躯触趾式

这个姿势在转动的时候能够消耗掉腹部的脂肪，帮助消化，还能拉伸到大腿内侧的脾经，大腿内侧赘肉较多者多练习此式，可以得到很大的改善。练习转躯触趾式，能促进骨盆区域的血液循环，有助于预防疝气发作，甚至还能帮助治愈不太严重的疝气发作症；伸展腘旁腱，放松髋部，有助于减轻坐骨神经痛；调整月经，使之规律化，并刺激、旺盛卵巢的功能。

做法：

1. 坐在地上，两腿向前伸直；在不感到过于用力的情况下，尽量宽阔地张开两腿；在整个练习过程中，要保持两腿伸直，大腿背面和小腿的腿肚子平贴地面；尽量伸直脊柱，将两胁的肋骨张阔、挺起，两臂侧平举；两眼向前平视，一边做深呼吸，一边保持这个姿势5～15秒钟。

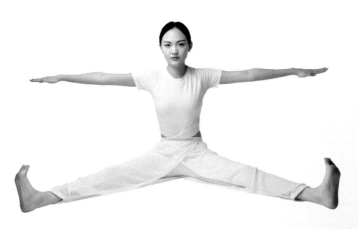

2. 脚跟向前蹬，腰背挺直，眼睛平视前方，呼气，用右手去触左脚，转头，眼睛看向左手的方向，保持1分钟，自然呼吸。

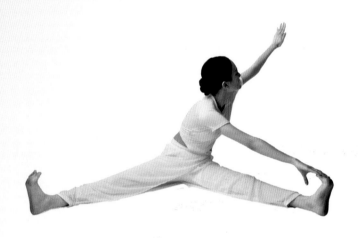

3. 吸气，头和身体转回正中，呼气，做反方向练习。此为一回合，左右各做3次。

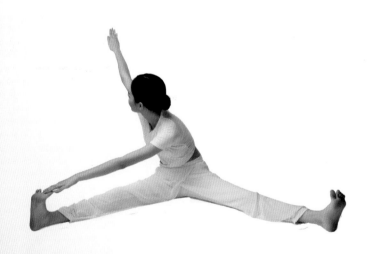

4. 收回双腿，仰卧放松。

立秋二候白露生——通胃经 养胃法

今日始白露生：此时的风已不同于暑天的热风，早晨大地上会有雾气产生。

胃者水谷之海

胃，居于横膈膜下侧，腹腔上部，上接食道，下通小肠，胃又称胃脘，胃者水谷之海，六腑之大源也，五味之口藏于胃，胃养五脏之气，五脏六腑之气味皆出于胃，胃是五脏之本，胃不实者诸脉弱，五味入胃各归所喜，苦先入心、甘先入脾、辛先入肺、咸先入肾、酸先入肝，久而增气，过而伤气，当饮食有节，防病从口入。

金刚坐

金刚坐是唯一吃饱饭之后能做的姿势，具有疏通胃经的功效。如饭后感到腹胀或不消化，可以选择此坐姿来缓解胃部不适。这个坐姿能促进消化，利于治疗消化不良、胃病；有助于女士分娩；可预防疝气。患有坐骨神经痛、骶部感染的人群可选此式练习以缓解症状。金刚坐还有助于心神宁静，有静心功效。

做法：

跪坐，双膝并拢双脚大脚趾相对，脚跟向外，臀部坐在脚跟内侧，腰背挺直脊柱在正常的生理曲线上，双手放在大腿上，闭上眼睛，自然呼吸。保持时间在自己的极限内5～15分钟，然后俯卧放松。

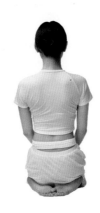

立秋三候寒蝉鸣——长夏听宫音　宫音入脾

今日始寒蝉鸣：感阴而鸣的寒蝉开始鸣叫。

宫音与脾

宫音，相当于简谱中的"1（do）"。宫调乐曲风格主要是悠扬沉静、温厚庄重，给人以浓重厚实的感觉，能促进消化系统功能，滋补气血，旺盛食欲，同时能安定情绪，稳定神经系统，使阴阳调和。

代表曲目：《梅花三弄》《高山》《流水》《阳春》等。

收听时间：中医认为巳时（9:00～11:00）是脾经时段，每日此时周身气血俱注于脾，是大脑最具活力的时候，也是人一天中第一个黄

七十二候养生瑜伽

金时间。气血流畅，脾胃才能正常工作，此段时间收听"宫"音曲目最好，收听时间为每次30分钟至1小时。

适合人群：脾气虚的人表现为面色萎黄，肌肉消瘦，倦怠无力，少气懒言，经常会有腹胀感等。

榻 式

榻式能舒展胃经，增强消化和吸收功能，这个时候练习榻式对强健脾胃功能非常有用。对改善冬天手足冰凉、手臂胀痛都非常有效，还具有美化手臂、改善圆肩、扩展胸腔、调整体态的作用。另外，这个姿势还能防止心痛，因为可以很好地拉伸心经、心包经，对改善失眠也大有益处。

做法：

1.跪在垫子的前端，两脚分开，两膝并拢，臀部坐在两脚中间的垫子上，吸气向上伸展脊柱，呼气双肩下沉。

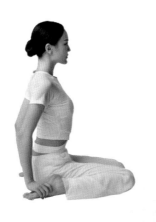

2. 双手依次地去扶住脚掌，手指冲向脚跟。重心慢慢后移，双肘依次触地。

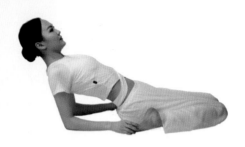

3. 吸气，向上拱起胸部，呼吸时头顶百会穴顶地，背部肌肉收紧用力向上推胸部。

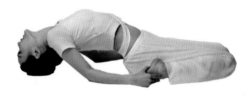

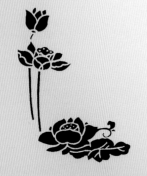

4. 双臂离开地面互握对侧肘关节，吸气，向头上拉伸，呼气，放落于头上的地板。保持这个姿势，自然呼吸，停留时间在自己的极限内。

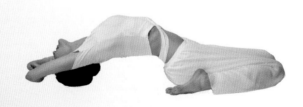

5. 收回时双手顺势扶地，抬起头部，两腿并拢，脚趾尖蹬住地，低头稍微停留一会儿，放松拉伸的脚踝前侧，保持自然的呼吸。在这个姿势放松一会儿。

注意：颈椎病和高血压患者禁做这个体式。

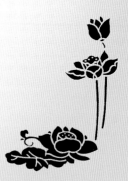

七十二候养生瑜伽之秋季

处暑

处暑是入秋后的第二个节气，也是长夏的第二个节气，在每年的8月23日左右。所谓处暑，就是暑气去了的意思，即炎热的夏天即将过去。处暑后，气温逐渐下降，降雨量减少，燥气逐渐生成，因此处暑前后要注重养阴润燥，保护体内津液。

处暑初候鹰乃祭鸟——转腹部　助消化

今日始鹰乃祭鸟：老鹰开始大量捕猎鸟类。

养脾饮食

长夏饮食应以低脂、低盐、清淡为主，适当吃冬瓜、莲子等清热、利湿的食物。还要食用豆制品、香菇和新鲜的水果蔬菜，同时不能忽略优质蛋白的补充，瘦肉、鱼类、蛋、奶、豆类都应适当食用，但应减少羊肉、辣椒、鸡肉等辛辣温燥食物的摄入量。对于脾胃功能不好的人，可以适量食用山楂糕、山楂片等具有健脾开胃功效的酸性食品，以刺激食欲。此外，用橘皮泡茶喝，也对化湿健脾有益处。

糯米：性温，味甘，有补脾益气的作用，脾虚者宜用之煮粥服食。

红薯：俗称甘薯。性平，味甘，有补脾和血、益气通便的作用。

粳米：性平，味甘，有补脾益气之功。

薏仁：俗称苡仁米、六谷米，有补脾健胃的作用。脾虚者宜用苡仁米同粳米煮粥服食。

简易脊柱扭动式

简易脊柱扭动式，转腹部，助消化，伸展脊柱，激活整个神经系统，放松腰、背、肩、颈各个部位的肌肉群以及脊柱，预防腰背部疼痛；强健肾脏、肝和脾；促进肠蠕动，利于排泄与吸收的改善；调节肾上腺的分泌；加强胰腺分泌，有助于治疗糖尿病；可治疗轻微的脊柱椎间盘错位。这个体式对于提升生命能量的功法来讲是一个预备姿势。

做法：

1. 长坐，腰背挺直。

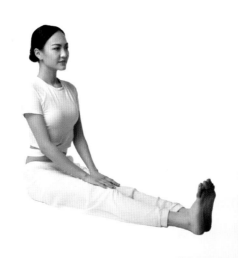

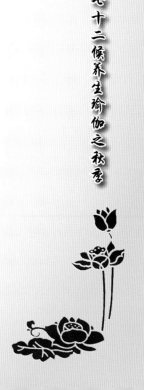

2. 屈右膝，右脚放在左膝外侧，左臂从前侧抱住右大腿，左肘扣在右小腿外侧，左前臂环绕右大腿的外侧，左手扶住右大腿，右臂放在体后，手指撑住地。

3. 吸气，伸展脊柱，呼气时借助左臂和右大腿的反作用力开始向右后侧扭转，尽可能保持脊柱挺直，胸、头转到极限之后保持，感受大腿和腹部的挤压。自然呼吸，保持1分30秒，再进行反方向练习。

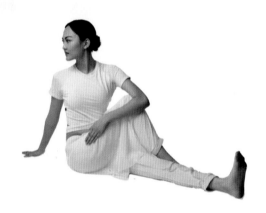

4. 慢慢还原后屈双膝、双手环抱小腿放松。

处暑二候天地始肃——腹部按摩　增强脾阳

今日始天地始肃：天地间万物开始凋零。

增强脾阳

脾壮者食欲旺盛、饮食后胃部和腹部舒适、大便正常的人，大多面色红润，肌肉丰满，表明脾气旺盛、运化正常。脾弱者食欲不振、

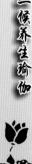

经常胃胀、大便稀薄，大多面色萎黄，形体消瘦，软弱无力。

养脾时辰：巳时（9:00~11:00）脾经最旺，脾虚者此时健脾，湿盛者此时利湿，每天在这个时间段健步走45分钟可增强脾阳。

仰卧腹部按摩

仰卧腹部按摩增加脾阳，此姿势是用来按压腹内脏的，可促进脾胃功能，增强消化，利于代谢，使气血充足。

做法：

仰卧屈双膝，双手扶住双膝，两脚离地。吸气，双手将双腿推到大腿垂直地面，腹部慢慢鼓起；呼气，双手用力将双腿拉近腹部，大腿按压腹部。这样为一次，连续做20次后，仰卧放松。

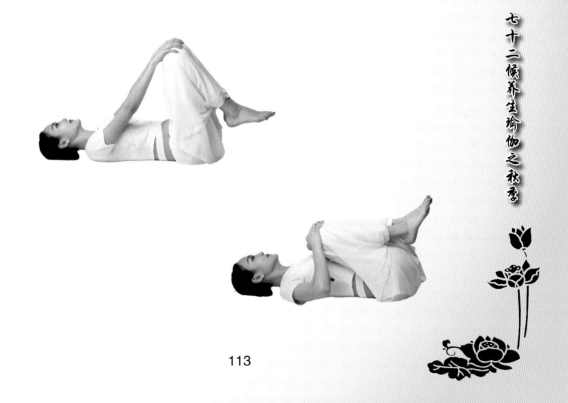

113

处暑三候禾乃登——终结肌肤干燥

今日始禾乃登："禾"是黍、稷、稻、粱类农作物的总称，"登"即成熟的意思。

肌肤保湿法

处暑后，人体出汗明显减少，水盐代谢功能逐渐恢复平衡，进入生理调整阶段，此时要保证充足的睡眠，早睡早起，避免熬夜，宜多吃当季水果，减少思虑，保持心情愉悦，恬淡虚无，精神内守。

银耳：具有滋阴生津的功效，为保湿佳品，长期食用可滋养肌肤，使皮肤细腻、润泽、有弹性。

燕窝：具有益气补血、滋阴润燥的作用，是女性生殖系统保健、美容养颜的滋补佳品。

脊柱扭转式

脊柱扭转式能很好地按摩腹部脏器，对改善便秘非常有效。便秘的人练习前应先喝一瓶温的淡盐水，再去连续做这个动作。每天坚持练习，久而久之便秘症状就会得到改善。这个体式可排肠毒，改善肌肤颜色，并能强健肾脏、肝和脾，促进肠蠕动，利于吸收功能的改善。

做法：

1. 长坐，双腿伸直，双手自然放于腿上。

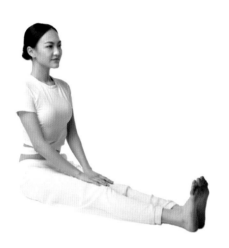

2. 先收左小腿放在右大腿根下或稍外侧；将右膝屈曲，右脚跨过左膝，放于左膝外侧。举左手臂放于右膝外侧；呼气，将右手放在臀部后面的地板上，同时转颈、肩、脊柱向右后方。自然呼吸，保持1分30秒。吸气还原，然后做另一侧，重复练习2~3次。

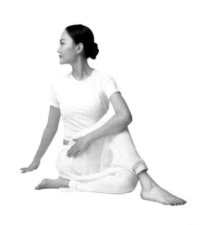

3. 慢慢还原后屈双膝、双手环抱小腿放松。

！　注意：两臂可以帮助身体用力向后扭转；左手也可于右大腿下穿过与右手相握（较难）。

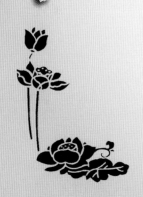

白露

白露是入秋以后的第三个节气，也是长夏的最后一个节气，在每年的9月8日左右。到了这个时候，每日早晨草木上便有了露水，故将这个节气称为白露。从白露开始，气温开始下降，天气逐渐转凉，同时秋燥也会渐渐加重，因此人们更易患肺燥。燥邪易伤阴，时间久了就会导致阴虚燥热，从而引起咳嗽、皮肤干燥、消渴症（糖尿病）等问题。中医认为，白露时节的养生应注重滋阴润燥，并重点进行气管保养。

白露初候鸿雁来——营养早餐　辰时养胃

今日始鸿雁来：鸿雁与燕子等候鸟南飞避寒。

营养早餐　辰时养胃

辰时，说的是早上7:00～9:00的时间段，又被称为早食，此时胃经最旺，胃开始工作，是一个适合吃早饭的时间点。在这个时辰，太阳已经升上了天空，阳气充足，营养丰富的早餐时间到了。

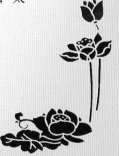

七十二候养生瑜伽之秋季

117

跪姿山式

这个姿势使我们身体的整条胃经都得到了充分的伸展，刺激到了胃经的人迎穴，可以防止面部生皱纹、改善面部肤色。同时，跪姿山式还可以消除双下巴，减少颈纹；刺激甲状腺，改善身体的新陈代谢；美化双臂，扩展胸部，强壮腹部器官；消除双肩僵硬和风湿痛。

做法：

1．金刚坐，双手十指交叉，翻转掌心向下，吸气，手臂向上举起，上臂贴近耳朵，上臂根处的肌肉往里收、向上用力，臀肌内收，整条脊柱向上伸展，保持自然呼吸。

2．再次深吸一口气后呼气，挺胸低头向下，使下颌靠向胸骨（颈椎间盘突出的患者保持头部向上伸展）。保持正常的呼吸30～60秒。再次吸气抬头，眼睛看向手的方向，保持自然呼吸30～60秒。吸气，头慢慢还原，呼气，双臂自然由体侧向下，手放回到大腿上，闭上眼睛，稍作放松。

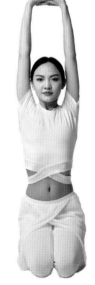

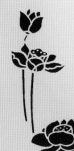

七十二候养生瑜伽

白露二候玄鸟归——通胃经　美腿法

今日始玄鸟归：玄鸟就是燕子，燕子南飞，百鸟开始贮存干果粮食以备过冬。

养胃禁忌

1. 暴饮暴食，饮食不规律。
2. 五味过重，过凉或过热。
3. 心情郁闷，思虑过重。

骑马式

这个姿势能很好地疏通胃经，改善消化功能，修饰我们的腿前侧，美化腿部线条，让腿的形态变得非常漂亮。它还可以扩展整个胸腔，更重要的是它把整条胃经都做了一个很大的伸展。这个姿势还起到按摩腹腔器官并加强其功能，加强腿部力量，加强身体平衡能力的作用。

做法：

1. 山式站立，弯腰，双腿伸直，双手放在双脚两侧，手指和脚趾在一条直线上。

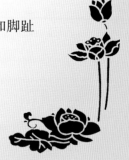

七十二候养生瑜伽之秋季

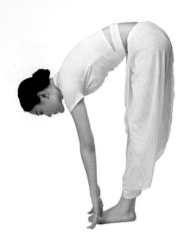

2. 吸气，右腿向后迈一大步，右膝触地，左小腿与左大腿呈直角，左膝关节和左脚脚跟垂直，保持自然呼吸。

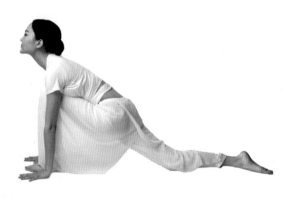

3. 右大腿肌肉用力收紧，放平脚背，手交叉扶住左膝盖，髋关节用力，重心均匀向下压。吸气，伸展脊柱，呼气，头后仰，下颌向上用力，重心向后，手臂伸直，感受右大腿前侧的伸展（注意，不能把重心压到膝上）。保持时间在身体的极限内。

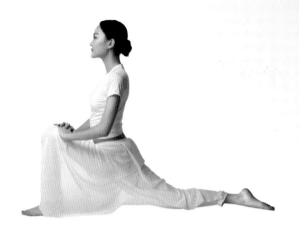

4. 吸气，头还原。呼气，手再放到左脚的两侧。右脚脚趾蹬地，收回右腿，左腿向后完全伸出（一定要注意前面的腿是垂直的，不然会伤到膝关节），左大腿肌用力，感受左大腿前侧的拉伸。吸气，头还原，手扶地，收回左脚，回到山式。最后跪下做月亮式放松。

> **！** 注意：如果在做骑马式的时候觉得腿前侧特别疼，那就使保持的时间稍短些。如果膝关节痛就是重心没有放在伸直的大腿前侧，应调整重心。

白露三候群鸟养羞——锁腿式　告别小肚腩

今日始群鸟养羞：诸鸟感知到肃杀之气，纷纷储食以备过冬，实际上是天气转凉的象征。

白露时节防着凉

白露三候，就进入了秋天，白昼继续变短，夜晚逐渐变长，暑热渐退，天气渐凉，万物逐渐转为收藏。同时，人体气血也开始逐渐内收，新陈代谢开始减慢，呼吸和心跳也逐渐变慢，此时节要注重养阳。另外，此时天气虽然转凉，但阴阳气交不稳定，如果不注意养生，非常容易染病，因此，最好不要再穿短袖上衣和短裤了。

锁腿式

这个练习可补养和加强腹部功能，伸展颈项肌肉，有助于减轻便秘，对释放腹中积气效果极佳。

做法：

1. 仰卧，两腿伸直。吸气的同时屈右膝，收起右腿，右大腿尽量靠近胸部；呼气，两手十指相交，抱着右膝；彻底呼气，让两肺叶尽量把气呼完。

2. 闭气不吸，并把头抬到右膝处，用下巴接触膝部（颈椎病患者不抬头，眼睛看向胸部）。

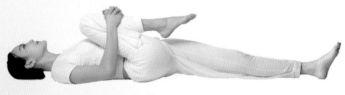

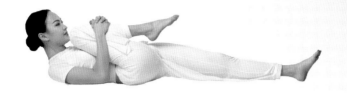

3. 吸气，慢慢把头部放回地面上；呼气，放开十指，同时把右腿伸直放回地面上。接着，吸气，屈左腿，按同上的步骤做。左、右两腿各做6次。

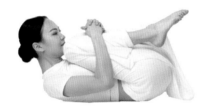

4. 然后，两腿均屈膝，把两大腿收近胸部，两臂抱着双膝。一边把注意力集中在呼吸上，一边做上述的练习。至少重复做6次。

！ 注意：如果想要保持较长时间的下巴接触膝部，那就把悬息（即闭气不吸）改为保持姿势的同时轻轻呼吸。

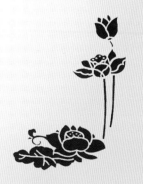

七十二候养生瑜伽之秋季

入秋后的第四个节气就是秋分，是更关注润肺的节气，在每年的9月23日左右。从秋分开始，白天天气开始转凉，但气候开始干燥。与之前温燥不同的是，秋分以后属于凉燥。另外，中医认为，此时白天阳气旺盛，晚上阴气旺盛，而秋分这一天昼夜时间相同，因此秋分时节的阴阳也平衡。秋分养生应顺应天气的特点，注意调节人体的阴阳平衡。

秋分初候雷始收声——通肺经　护肺脏

今日始雷始收声：古人认为雷是因为阳气盛而发声，此后不再有雷声。

西生燥　燥生金　金生辛　辛生肺　秋养肺

一切生命活动的传送过程归为肺，肺位于胸腔，居横膈之上，分为左右两肺，在人体腑脏中位置最高，故称为华盖，因肺叶娇嫩又称为"娇脏"，肺为藏魄之处，主气、主宣发和肃降，主通调水道，手太阴肺经与手阳明大肠经相互络属于肺与大肠，故肺与大肠相表里。

肺经：首穴为中府穴，末穴为少商穴，左右各11个穴位。

大肠经：首穴为商阳穴，末穴为迎香穴，左右各20个穴位。

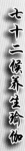

动态上下犬式

上下犬式充分地伸展了肺经，能够增强心脏功能和肺的功能，强健呼吸系统。另外，上下犬式还是一个平衡的姿势，能平衡身体阴阳。在我们身体中，前侧为阴、后侧为阳，任脉为阴在体前，督脉为阳在体后，所以上下犬式能通过协调人体的阴阳平衡任督二脉。

做法：

1. 跪到垫子后端，双膝微分开，呈爬行的姿势，双手扶地，五指打开，上臂、双腿与地面垂直，身体的重心分摊在整个手掌上。

2. 双肘肘窝相对，脚趾蹬住地，重心向上，吸气，抬高臀部，伸直双腿，脚跟踩到垫子上。调整一次呼吸，呼气时额头向地板下压，身体呈一个三角形。

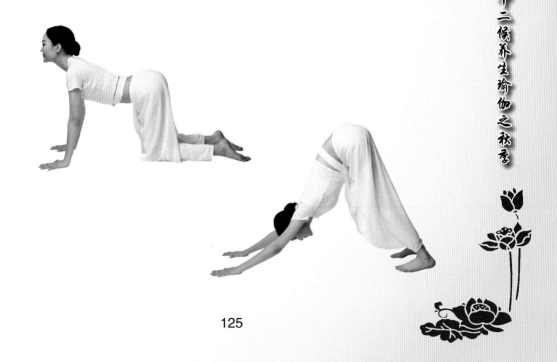

七十二候养生瑜伽之秋季

3. 吸气，身体重心移到双手和手臂，肩部和手腕垂直，臀部放平，上身向后伸展，此时只有脚尖和双手触地支撑身体，头向上抬，身体完全伸直，臀大肌、大腿肌、腰肌收紧，保持三次完整的呼吸，连续做15～21次，俯卧放松。

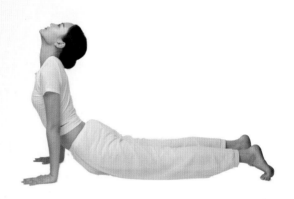

秋分二候蛰虫坏户——白色入肺　秋食白色

今日始蛰虫坏户：虫类受寒气驱逐，入地封塞巢穴，提前告别残秋，准备冬眠了。

秋季饮食

秋季饮食应以温润平补，少辛增酸为原则，建议适量食用蜂蜜、芝麻、核桃、糯米、甘蔗汁等温润作用的食物，以起到滋阴养血、润肺的效果；多吃雪梨、柚子、柑橘、山楂、苹果、葡萄等酸味的新鲜应季的水果，以补充人体因风燥损失的津液，防止皮肤干燥缺水；多吃块茎蔬菜如山药、莲藕、白萝卜等，以促进消化，补益肺脏。

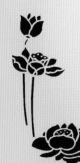

三角伸展式

练习这个体式时，整个胸腔在侧面得到最大的扩张，肺经得到舒展，肺脏得到放松，有益于肺脏；并且它对脊柱与背部极为有益，可滋养脊柱神经，消除颈、腰背部的疼痛；消除腰围线上的脂肪，按摩腹部；对大、小腿、髋、腘旁肌腱均有益。

做法：

1. 直立，两脚分开约一条腿的距离，脚尖微内扣；吸气，举双臂与肩平行（基本三角式）。

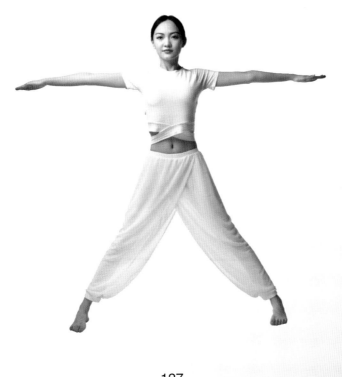

2. 右脚右转90°，呼气，向右侧弯腰，过程中双臂与上体保持垂直；右手放到右腿上能放到的部位，转头，眼看左手。保持1分钟，自然呼吸。

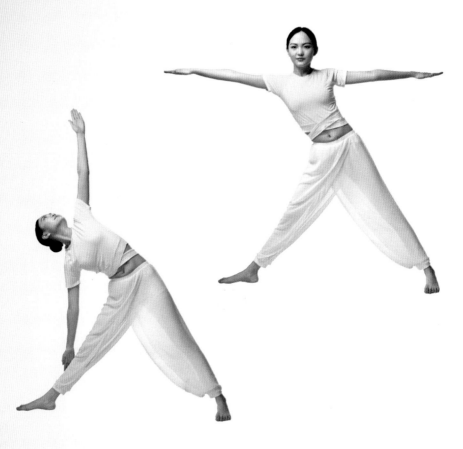

3.吸气，起身回位，之后重复另一侧。

> **！** 注意：这是向两侧弯曲的极少姿势之一，应避免腰部以上的躯干向前弯曲。

秋分三候水始涸——秋听商音　商音入肺

今日始水始涸：因水汽的影响，春夏水长，秋冬干涸。

商音与肺

商音，相当于简谱中的"2（re）"。商调乐曲风格铿锵有力，高亢悲壮，具有"金"之特性，可入肺。听商调音乐，可增强肌体抗御疾病的能力，加强呼吸系统机能。

代表曲目：《长清》《鹤鸣九皋》《白雪》等。

收听时间：最佳收听时间为15:00～19:00，太阳在这个时候开始西下，归于西方金气最重的地方，体内肺气在这个时段比较旺盛，随着曲子旋律，一呼一吸之间可起到治疗功效。收听时间为每次15～30分钟。

适合人群：商调匹配金型人，金型人意志坚定，性格开朗，独立意识强，判断是非能力及组织能力、自制能力较强，有自以为是的倾向。商音适合有咽部溃疡疼痛、咳嗽、鼻塞、气喘、容易感冒、易出汗等表现的人群。

七十二候养生瑜伽之秋季

清理经络调息

清理经络调息功可使心性平静、安定血液系统、清除毒素。练习这个功法，整个身体由于受引入体内的氧气供应所影响，使二氧化碳有效地排出体外，使身体状况得以大大改善；清洁了脑细胞，使大脑中枢得以更接近其最佳能力；肺中所有停滞的空气被清除，起到了平衡阴阳，净化任脉、督脉、左脉、右脉的作用。

做法：

选择任一瑜伽冥想坐姿，如至善坐，至少能舒适坐足15分钟，背伸直，两手放膝上，闭眼，体息放松。注意力集中于呼吸上，呼吸自然，可尽量深长，以不气促为限。

第一阶段：左右鼻孔分别用右手手指控制气流，右手的中指和食指压住眉心，大拇指压住右侧鼻翼，左鼻孔进行5次完全式呼吸后，无名指压住左鼻孔，右鼻孔进行5次完全式呼吸，为一个回合。进入第二阶段。

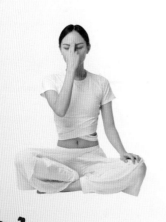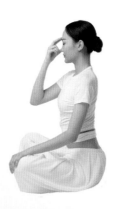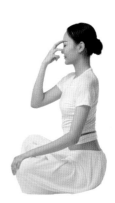

第二阶段：右手的中指和食指压住眉心，大拇指压住右侧鼻翼，左鼻孔吸气，吸满气后，无名指压住左鼻孔，右鼻孔呼气，再右吸，吸满之后压住左呼。呼吸交替通过左、右鼻孔进行，左吸右呼，右吸左呼，深长而不勉强用力。

21个回合做完后仰卧放松5分钟，每天清晨或晚上练习1~2次。

注意：（1）呼吸不应勉强用力，或太粗重、太快速，出入时最好无声音；最理想的是吸气、呼吸时间长短相同。（2）整个练习中，不应有气促感觉，吸入量以呼出时不费力为限，舒适条件下，再逐渐增加呼吸空气量。（3）保持空腹练习。最好在清晨空气流通的地方练习。练习的场地要安静，温度适宜。

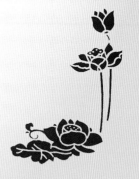

七十二候养生瑜伽之秋季

寒露

寒露是秋季的第五个节气，在每年的10月8日左右。随着寒露的到来，天气由热转寒，自然界中的阳气也开始转变，阳气渐退，阴气渐生。而人体养生也要顺应自然界的变化，以确保体内的阴阳平衡。根据中医“秋季养阴”的原则，肺喜润，此时的养生重点应以保养阴津为主，注意养阴防燥、润肺益胃，同时还要避免剧烈运动及劳累过度，以防耗散精气、津液。

寒露初候鸿雁来宾——肺力强　魄力强

今日始鸿雁来宾：鸿雁排成一字或人字形的队列大举南迁。深秋天寒，雀鸟都不见了。

润肺美肤羹

从寒露时节开始，雨水减少，天气变得越发寒冷、干燥。此时，人体的汗液蒸发较快，容易出现皮肤干燥、粗糙、脱皮、皱纹增多等问题，可以适量食用银耳、百合、莲子、梨煮制的银耳羹，起到润肺美肤的作用。

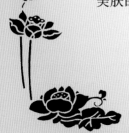

牛面式

牛面式疏通肺经和大肠经的效果非常明显，而且在做这个动作时打开了整个胸腔，能增强心肺功能，预防驼背、含胸。这个体式还能缓解肩背部疼痛；刺激双肾，有助于预防或去除性方面的疾病；缓解坐骨神经痛、风湿病；促进胸部发育；促使身体内部更加洁净。

做法：

1. 长坐，双腿向前伸直，两手自然放于腿上。

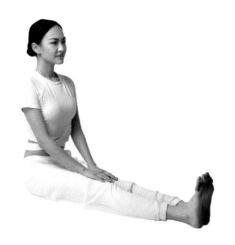

2. 屈双膝，左脚放在右大腿下侧，脚跟靠近右髋部外侧，右腿重叠在左腿的上侧，腰背挺直。

3. 吸气，右臂从前侧向上举起，向上伸展，呼气时放到背后；左手向下从背后侧去握住右手，握不到的拿一根绳子或一条毛巾，双手抓紧绳子或毛巾，肩膀打开，肘部尽可能地往头后伸展，抬头时感受上臂内侧的拉伸。自然呼吸，闭上眼保持1分钟。

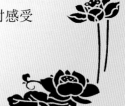

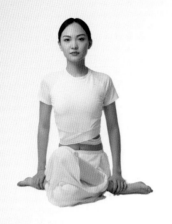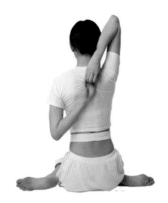

4. 正常呼吸，慢慢挺直身体，睁开双眼，上面的手先不动，把下面的手放下来，上面的手向上举，推手掌根慢慢往下，还原放松。换反方向练习。

 注意：意识放于呼吸上。

寒露二候雀入大水为蛤——大肠干净　寿命延长

今日始雀入大水为蛤：古人看到海边突然出现很多蛤蜊，并且贝壳的条纹及颜色与雀鸟很相似，所以便以为蛤蜊是雀鸟变成的。

通大肠经

卯时（5:00～7:00）大肠经最旺，肺与大肠相表里，肺将充足

的新鲜血液布满全身，此时是排大便的最好时间。大肠为管道器官，位于腹中，包括结肠和直肠，上接小肠，下接肛门，大肠的主要功能是传化糟粕，小肠泌别清浊后所剩余下的食物残渣需经大肠的燥化才能形成大便。大肠的这一切功能是胃的降浊功能的延伸，同时与肺的肃降有关，所以人老体弱时由于肺气不足，会引起排便困难。

英雄坐山式

这个姿势能很好地美化腿部外侧线条，同时能够挤压、按摩到腹脏，疏通手臂的肺经和大肠经，并能改善和防止颈椎病，对身体非常有益。

做法：

1. 长坐，双腿向前伸直，屈双膝，左脚穿过右大腿下侧放在右髋部的外侧，脚跟靠近右髋部，脚趾向右，右腿放在左大腿的上侧，右脚放在左髋部的外侧，脚跟靠近左髋部，脚趾向左，尽可能使双腿重叠在一起，腰背挺直。

2. 双手在体前手指交叉，吸气，双臂向上举起，掌心向上，上臂根处向上拉伸，上臂贴近耳朵；呼气，低头，下巴靠向胸口，挺胸，收紧腰肌；保持正常的呼吸，在这个姿势保持1分钟。然后，吸气，抬头；呼气，双臂放落。换另一条腿，抬起手臂后呼气，头微微后仰；在这个姿势保持1分钟。最后，吸气，抬头；呼气，双臂放落。

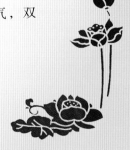

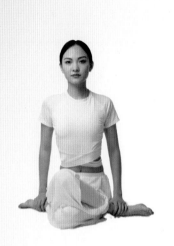
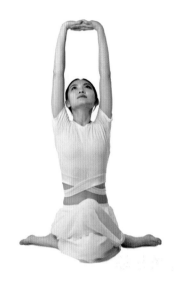

寒露三候菊有黄华——卵巢保养　美肤去黄

今日始菊有黄华：此时菊花已普遍开放。

卵巢保养　美肤去黄

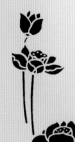

　　秋季，女性一定要注意滋阴润燥。滋阴主要是针对生殖系统，即刺激保养卵巢，以增进体内雌性激素的分泌。这是因为此时的空气干燥，会加剧人体阴虚干燥的状况，必须通过调整人体的内分泌从人体内部来缓解阴虚干燥。而想要调节内分泌，必须保证卵巢功能正常，所以说这时滋阴必须先保养卵巢。如果女性不注意保养生殖系统，尤其体弱的女性，在换季时身体特别容易出现问题，比如情绪不稳定，月经紊乱。而情绪不稳定便会伤及脾胃，影响消化吸收，导致皮肤偏黄、粗糙等问题。

虎式

虎式在练习抬头、抬腿时，刺激到颈部前侧的甲状腺和副甲状腺，改善了新陈代谢。当腹部收得很紧时，腹肌、大腿肌也在同时收紧，通过提臀、瘦腰，达到塑造全身优美线条的效果，所以，这个姿势是改善体态效果特别好的姿势，另外，它对于腹部的挤压按摩，能刺激子宫和卵巢，促进这些部位的血液循环，对女性卵巢的保养非常有益。

做法：

1. 从俯卧开始，然后手脚呈爬行的姿势，五指打开，双膝、双手与肩同宽，脚背放平，两肘肘窝相对，上臂、大腿均与地面保持垂直。

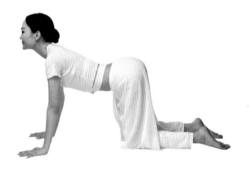

2. 吸气，右腿向后伸，水平地慢慢向上抬高至身体极限，抬头，下颌向上。

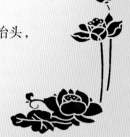

七十二候养生瑜伽之秋季

3. 呼气，收腹拱背，屈右膝，使右膝尽量去触鼻尖，脚尽可能不触地；一条腿做15次，换另一侧练习。最后，婴儿式放松。

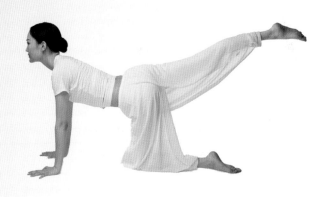

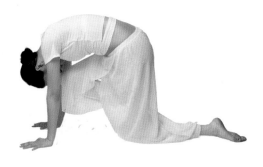

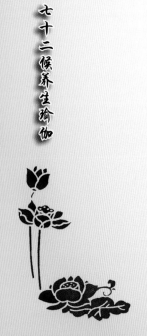

霜
降

　　霜降是秋季最后一个节气，在每年的10月23日左右。霜降是秋季和冬季的过渡节气，它意味着秋天即将结束、冬季即将来临。霜降是反映天气现象和气候变化的节气，到了这一天，天气逐渐变冷，夜晚和早晨地表温度会降到零度以下，空气中的水汽也会结成细小的白色晶体，凝结在地面和草木上，即霜。由于天气愈加寒冷，阴气也更胜于前，此时，易爆发流感、慢性支气管炎，过敏性哮喘者也会加重病情，故这个节气的养生应注意预防上述疾病，同时饮食应以平补为原则，并注意补气养血以濡养脾胃。

霜降初候豺乃祭兽——通肠美肤法

今日始豺乃祭兽：豺狼将捕获的猎物先陈列后再食用。

习惯决定肠道健康

　　大肠是身体重要的排毒脏器之一，平日的生活习惯和饮食决定了肠道是否健康，不良的情志和生活习惯容易产生气机郁滞，情志不遂、忧愁思虑、久坐不动都会使大肠传输失衡、糟粕内停，导致气内滞而物不行。中医认为，过食辛辣厚味或寒凉的食物会使肠道受损，产生病症，从而影响了身体的整体运行，使毒素滞留在体内无法排除。

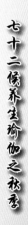

七十二候养生瑜伽之秋季

脚跟拍打臀部法

练习这个动作时，虽然很多人的脚跟是够不到臀部的，但没关系，关键是在做这个动作的时候起到了按摩肚子的功效。练习时会使大肠蠕动，整个腹腔器官都能得到充分的按摩，使排便通畅、彻底，小肚子也会慢慢瘦下来。

做法：

俯卧，双手撑住下颌，眼睛平视前方，用右脚的脚跟去敲打左臀部，左脚的脚跟去敲打右臀部，连续地敲打，慢慢用力、加快，一侧臀部敲打50次，两侧共100下。做完之后把手放下来，脚跟自然外垂，闭上眼睛休息一会儿。

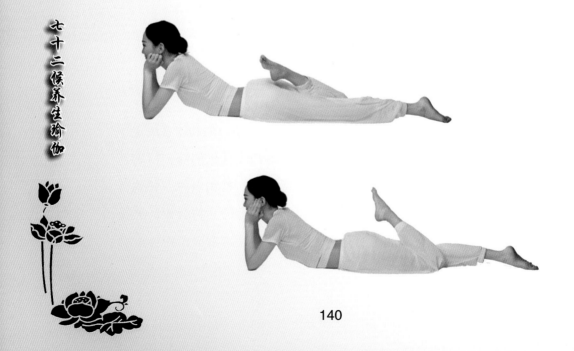

霜降二候草木黄落——呼吸壮肺法

今日始草木黄落：大地上的树叶枯黄掉落。

悲忧伤肺

肺在志为悲忧，悲忧这类情志与肺的功能有关。悲和忧的情志变化，虽略有不同，但对人体生理活动大致相同，而悲和忧同属肺志。如若这种情志过激，主要消耗的是肺气，会造成呼吸气短不足的现象；反之，在肺虚或肺脏出现问题时就容易产生悲忧的情绪变化。

圣光调息壮肺法

做这个动作可谓好处多多，首先，它可以改善消化功能，因为腹部的一收一放能挤压到胃，而且腹部的动作本身就会增强我们的食欲，对促消化、防便秘非常有效。其次，这个动作还能强化心肺功能，对于想要瘦腹的女生来说是个非常不错的动作，可以消除腹部脂肪。再次，它能清空头脑额区，使思维、视觉自动停止，允许头脑休息，并在心灵虚无、空虚状态中重新获得活力，此时心情平静，像天空一样广阔无限。

做法：

1. 简易坐，腹式呼吸，自然地吸气，感受小腹在吸气的时候微微鼓起来，但始终放松，一点也不要使劲。不是轻轻用力做吸、呼两个过程，只是（轻轻地）使劲做呼的过程，让吸气慢慢自发进行。

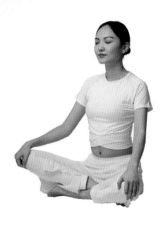

2. 然后，快速地呼气，收紧会阴和肛门，同时腹部内收。如果吸气用了1秒，呼气只做一刹那，连续50次；自然呼吸3次；此为一轮，连续再做两轮。

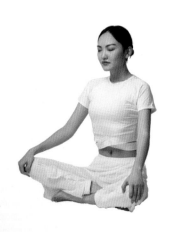

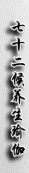

3. 最后一次呼气时，尽量呼出肺部空气，悬息保持20秒。

4. 再次吸气，吸满气后悬息30秒，然后仰卧放松，自然呼吸。

霜降三候蜇虫咸俯——霜降补一补

今日始蜇虫咸俯：蜇虫全在洞中不动不食，垂下头来进入冬眠状态中。

霜降补一补

关于饮食养生，民间有"冬补不如补霜降"的说法，霜降是秋季最后一个节气，秋令属金，脾胃为后天之本，此时宜平补，尤其应健脾养胃，以养后天。

鸟王式

练习此姿势时，双臂紧绕能充分地挤压到双臂上肺经和大肠经的穴位，补养并加强双踝、双膝和小腿肌肉，去除下肢多余脂肪，有助于防止和消除小腿肌肉痉挛（抽筋），美化四肢，瘦小腹。它还能增强两腿和双肩的弹性；伸展双肩，增强肩关节活动度；锻炼平衡与协调感。

七十二候养生瑜伽之秋季

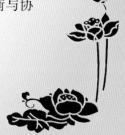

做法：

山式站立，两臂前平举，屈双肘，右上臂压在左上臂上，手臂伸直交叉；左臂保持不动，右臂从左前臂外侧环绕，同时手掌转向，让两掌心相合，拇指向身体。控制好平衡之后，重心放在左腿上，屈双膝，右腿从前面叠交，使右脚背勾住左侧小腿；慢慢下蹲，保持60秒。然后，呼气起身，放开双手、双腿，换另一侧做相同的动作，保持同样时间。

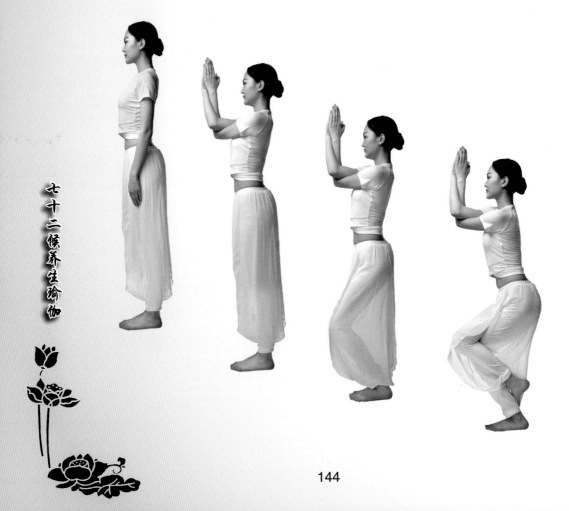

注意：这个动作锻炼的重点是双腿以及平衡能力。上述练习是将同侧的手臂与腿都放在对侧大腿之上来练习，也可将手臂与腿交错方向来练习。

七十二候养生瑜伽之秋季

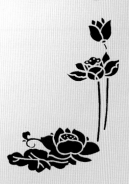

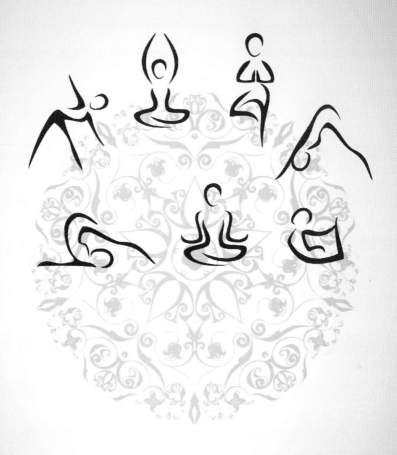

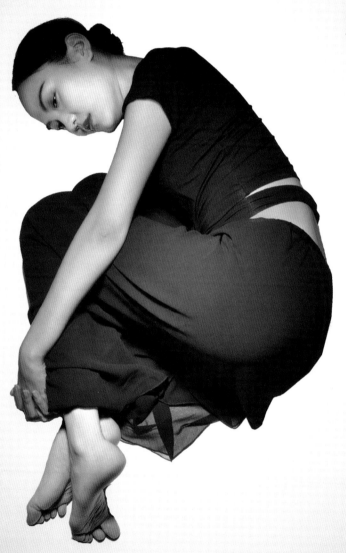

冬
藏

七十二候养生瑜伽之冬季

冬三月，此谓闭藏，水冰地坼，无扰乎阳。早卧晚起，必待日光，使志若伏若匿，若有私意，若已有得，去寒就温，无泄皮肤，使气亟（极）夺，此冬气之应，养藏之道也。逆之则伤肾，春为痿厥，奉生者少。

冬季当使神志伏匿，并情志舒畅而闭藏，以适天时闭藏之期。逆之则水伤，木失所养，并影响春季生发之气。

冬季气候寒冷，寒气凝滞收引，易导致人体气机、血运不畅，而使许多旧病复发或加重。特别是那些严重威胁生命的疾病，如中风、脑出血、心肌梗死等，不仅发病率明显增高，而且死亡率亦急剧上升。所以冬季养生要注意防寒。

冬季，人体阳气收藏，气血趋向于里，皮肤致密，水湿不易从体表外泄，而经肾、膀胱的气化，少部分变为津液散布周身，大部分化为水，下注膀胱成为尿液，无形中就加重了肾脏的负担，易导致肾炎、遗尿、尿失禁、水肿等疾病。因此冬季养生要注意肾的养护。

冬季养生：冬天应该早睡晚起，一定要等到太阳出来之后再起床，这是为了回避早晨的寒气侵袭。要注意身体的保暖，不要

把皮肤过多地暴露在寒冷处，心情也要经常保持平和安定。如果违反了这些规则，到了春天就容易生病。

冬属水，其气寒，通于肾，主收藏，寒邪当令。寒为阴邪，易伤阳气。冬季气温寒冷，人体血管收缩，血液循环变慢，免疫能力下降，易诱发或加重许多慢性病。这一时期，人体阳气偏虚，阴寒偏盛，阴精内藏，脾胃运化功能较为强健，故冬季饮食养生宜温补助阳，补肾益精。同时，冬季人体阳气收敛潜藏，容易吸收营养成分，是一年中最有利于进补和治愈虚劳慢性衰弱病症的季节。

北风生于冬，病在肾，俞在腰股。北方黑色，入通于肾，开窍于二阴，藏精于肾。故病在溪，病在骨。冬季此谓闭藏，万物收藏，冬季养阴，人体血液的营养更着重于内脏。冬季的属性为水，而在中医中，肾为水，此季正是养肾之季，逆之则伤肾。内经中说肾和膀胱相表里，肾乃先天之本，是五脏之首，所以养护肾脏尤为重要。冬季瑜伽练习的体位重点在拉伸，刺激肾经和膀胱经，调动更多的血液聚于肾脏处，来滋养肾脏，起到增强肾脏功能的作用，为春生打下良好的基础。

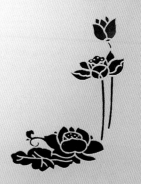

立冬

立冬是冬季的第一个节气，在每年的11月7日左右。立冬是一个非常重要的节气，从这个节气开始，天气慢慢变得寒冷。这个季节最重要的就是保暖，另外要注意饮食适当，不可过度，以免身体发胖。

立冬初候水始冰——通肾经　养肾脏

今日始水始冰：肾畏寒，万物收藏。

北生寒　寒生水　水生咸　咸生肾　冬养肾

一切生命活动的发生过程归为肾，肾位于腰部，脊柱两侧，左右各一，为腑脏阴阳之本，故称为先天之本。肾藏精，主生长发育和生殖，主水，主骨生髓，足少阴肾经与足太阳膀胱经相互络属于肾与膀胱，故肾与膀胱相表里。

肾经：首穴为涌泉穴，末穴为俞府穴，左右各27个穴位。

膀胱经：首穴为睛明穴，末穴为至阴穴，左右各67个穴位。

饮食：滋阴潜阳，少食生冷。

羽音与肾：羽音相当于简谱中的"6（la）"，羽调乐曲清幽柔和、哀怨。羽声入肾，所以可增强肾的功能，滋补肾精，有益于阴虚火旺、肾精亏损而出现的耳鸣、失眠、多梦等。

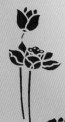

七十二候养生瑜伽

150

代表曲目：《乌夜啼》《稚朝飞》等。

收听时间：17:00～19:00为肾经流注时间，在此时间收听效果最佳，每次听15～30分钟。

适合人群：羽调匹配水型人，为太阴之人。性格内向，喜怒不露于表，不喜欢引人注目，心思缜密，认识事物细致深刻。

束角式

立冬初五日三分钟通肾经，维持肾脏和前列腺的健康，有助于预防尿路疾病，缓解坐骨神经痛，保持卵巢健康，改善月经不调，有助于疏通被堵塞的输卵管，缓解痛经和月经量多。

做法：

1. 两脚掌心相对，双手紧握两脚大脚趾，保持颈部伸直（如脊柱无法伸直，后背可以靠住墙面），双手的力量向下，肩下沉，脊柱似贴近墙面般用力向上伸展，保持1分钟。

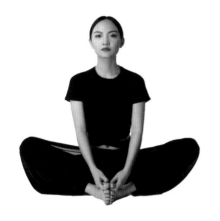
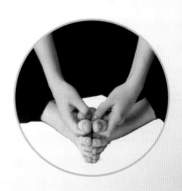

七十二候养生瑜伽之冬季

2. 深吸气，呼气时身体向前倾，保持自然呼吸，在此状态下停留1分钟（腰椎间盘突出或腰痛的练习者保持1分钟后结束此动作）。

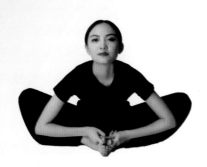

3. 再次吸气，呼气继续向下，额头靠近垫子，双肘压在大腿和小腿之间，身体柔软的练习者可将头触垫子，自然呼吸，保持1分钟。

立冬二候地始冻——引血入肾　轻暖肾

今日始地始冻：地冻为凝结，拂晓冷风寒。

冬食黑色

冬季养生，最要顺应避藏，避寒藏暖，就要早卧晚起。饮食以引补为主，调整脾胃功能。

中医认为对应五行的原则，冬季养生应以补"黑"为主，应多吃一些黑豆、黑芝麻、黑米、黑木耳、发菜、海参等黑色的食物，这些黑色食物富含蛋白质、脂肪、氨基酸、维生素以及人体所必需的钙、铁、锌、硒等矿物质，对人体健康非常有益。

摆髋式

摆髋式能将血液引入盆腔，促进盆腔内的血液循环，滋养内生殖系统，改善肾脏的血液循环。

做法：

1. 长坐，双腿向前伸直，脚跟脚趾并拢，向前蹬脚跟（做不到的人可以双脚微放松），大腿肌肉向里收紧，腰背立直，脊柱向上伸展，双手放在大腿上，双肩向下沉，眼睛平视，保持1分钟。整套动作均保持自然呼吸。

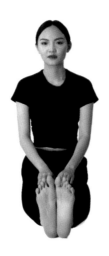

2. 屈左膝，双手从小腿内侧向外穿过两手合掌（做不到的练习者可双手抱住小腿，尽量保持脊柱向上伸展），保持30秒。

3. 然后，左右摆动30下，放下左腿还原到长坐。换另一侧腿练习。

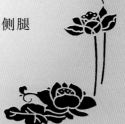

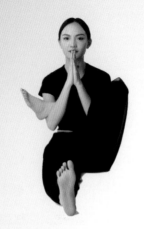
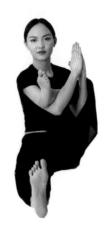

立冬三候雉入大水为蜃（shèn）——生机潜伏　万物蛰藏

今日始雉入大水为蜃：雉即指野鸡一类的大鸟，蜃为大蛤。立冬后，野鸡一类的大鸟便不多见了，而海边却可以看到外壳与野鸡的线条及颜色相似的大蛤，所以古人认为雉到立冬后便变成大蛤了。

养生：精神情志安宁而不妄动，避开寒冷气流的刺激，尽量温暖。

饮食：适当增加肉类、粥类。

温食忌硬

黏硬、生冷的食物多属阴且不易消化吸收，易损伤脾胃。而食物过热易损伤食道，进入肠胃后，又容易引起体内积热而致病；食物过寒，容易刺激脾胃血管，使血流不畅，而血量减少将严重地影响其他脏腑的血液循环，有损人体健康，因此，冬季饮食宜选择温热松软易消化的食物。

人面狮身式

立冬后五日人面狮身式练习，三分钟肾脏排毒。当身体做到位后整个肾脏得到充分挤压，血液被排出，三分钟后放回身体时，大量新鲜有营养的血液回流到肾脏，促进了肾脏的血循环，交换了血液，清洁了肾脏。此动作还能很好地改善颈椎间盘和腰椎间盘突出，促进消化，增强食欲，并能矫正驼背含胸。

做法：

1. 俯卧，双臂放于身体两侧，手心向下，下巴触垫子，保持自然匀速的呼吸。

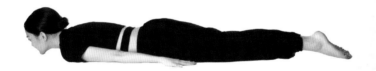

2. 吸气，抬起头，尽量用腰的力量把上身抬高，手掌向地面压，双脚并拢，大腿肌、臀大肌向里收紧，始终收紧身后肌肉直到动作结束，保持1分钟，自然呼吸。双臂放落于胸部两侧，屈双肘，前臂触地，上臂垂直于地板，双手、双肘与肩同宽，整个过程舌尖始终抵住上颚，保持1分钟（注意：甲亢患者请不要再往下做了，结束此动

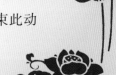

155

作，直接进入放松）。再次吸气时，在保持整个身后肌肉收紧的状态下，下巴轻轻用力向前、向上，头微微向后仰，闭上眼睛，匀速呼吸，意识集中在腰部受到挤压的部位，保持1分钟。

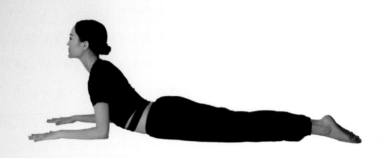

3. 收回时，双臂再次放回体侧，抬着头尽量用腰的力量把上身抬高，手掌向地面压，双脚并拢，大腿肌、臀大肌向里收紧，保持肌肉的收紧直到动作结束，保持1分钟。

4. 然后慢慢放下，胸部触地，双手放回体侧，额头触地，放松脖子。转身仰卧，屈双膝，双手环抱小腿，大腿贴近腹部，身体左右滚动放松腰部后，再平躺放松。

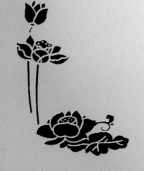

小雪是入冬后的第二个节气，在每年的11月22日左右。小雪时节，少有晴天，天气阴沉寒冷，雪尚小，寒未深，因此称为小雪。在这个节气，人体也会处于一种与天气相似的状态，因此，小雪前后患抑郁症的人较多，建议平时多疏解抑郁的情绪。另外，小雪时节，风寒加重，如果不注意保暖，还容易导致胃寒痛、风寒骨病等疾病，因此小雪养生应注意防寒保暖。

小雪初候虹藏不见——善护念　定心性

今日始虹藏不见：季春阳胜阴，故虹见；孟冬阴胜阳，故藏而不见。

小雪飘来愁绪添

小雪节气，是全年中最能影响人们情绪的节气了，这时天气时常是阴冷晦暗的，人们的心情会受其影响，特别是那些患有抑郁症的朋友更容易使病情加重。

养心之法：使志若伏若匿，若有私意，若已有得，古人认为从内外两个方面来应对，对外，要顺应小雪节气自然界变化和避免邪气的

七十二候养生瑜伽之冬季

侵袭；对内，要谨守虚无，心神宁静。即思想清净，畅达情志，使精气神内守而不失散，保持人体形神合一的生理状态，也是"静者寿，躁者夭"的最好说明。

饮食：增苦少咸，在冬天里，要少食用过咸味食品，以防肾水过旺；适当食用些苦味食物，以补益心脏，增强肾脏功能。含维生素B族的食物，如香蕉、猕猴桃、橘子、深色绿叶菜等，可缓解不良情绪。

树式

树式练习三分钟，善护念，定心性。这是一个平衡的练习，主要起到增强身体的稳定性和神经的协调性，练习如何像大树一样将根稳稳地扎在地下来保持身体不动，随后心神也将稳稳地定住，从而获得身体的稳固感、力量感，内心的宁静感、专注感。

做法：

1. 双脚并拢，站立在平整光洁的地板上。保持双脚在一条直线上，脚趾、脚跟并拢，如果做不到可以将双脚分开约7厘米，让双脚的重量落于两脚足弓中心，双脚稳固地压在地板上，收紧大腿前侧肌肉来收紧膝盖骨，收紧臀大肌来保持髋部的打开，双臂在体侧向下伸展，而脊柱应该向上伸展，扩展胸腔，保持自然呼吸。

2. 屈右膝，右手握住脚踝，右脚用力踩住左大腿根处或内侧任何能踩到的部位，左腿肌肉收紧来稳定右脚使其不往下滑落。

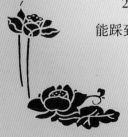

七十二候养生瑜伽

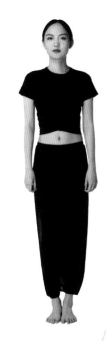

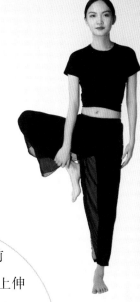

3. 双手在胸前合掌。吸气时双臂向上伸展，上臂贴近双耳，上臂根处沿耳线带动脊柱同时向上伸展，双眼平视前方固定一点，平缓深长地呼吸，保持1分钟左右。

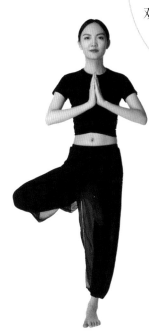

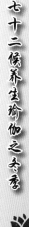

七十二候养生瑜伽之冬季

4. 慢慢放下双臂和右脚，换另一侧练习同样的时间。练习完毕后，双脚分开站立，两手背在身后互握住，闭眼放松。

小雪二候天气上升地气下降——阴阳调和　心肾相交

今日始天气上升地气下降：天地不通，阴阳不交，各正其位。

由于天空中阳气上升，地中的阴气下降，导致天地不通，阴阳不交，万物失去生机；天地闭塞，而转入严寒的冬天。

呵护心肾　降养身升法

天地间，天轻为阳，地重为阴，人体中，心火为阳，肾水为阴，寒冬已至，天地遂不和，人体当中，心肾要相交。

由于本候的阴阳特点，很多平时工作紧张又劳累的人群会感觉到心脏的微微不适，有些心脏病的患者病症也会复发，多数是因为在此候容易心肾不交，肾水太寒、心火虚旺所导致的。在饮食中要掌握虚则补之，实过降之，温补益肾，适当食用腰果、山药、白果，并适量食用清火降气、富含维生素及多种微量元素的食物；还可喝些汤类，如白菜豆腐汤、菠菜豆腐汤、羊肉白萝卜汤等，既暖和又滋补津液，白天宜多晒太阳。

动态月亮式

通过这个姿势的练习，能很好地刺激到肚脐下方的关元穴。关元穴是身体所有穴位当中的第二大养生穴位，有暖肾的作用。在练习过

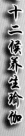

程中，双臂往上举起能疏通双臂上的心经，连续练习3分钟可以达到很好的心肾相交的功效，并能按摩腹内脏，促进肠蠕动，善便秘，改善、治疗坐骨神经痛，加强骨盆处的肌肉锻炼。

做法：

1. 跪坐垫子上，金刚坐，双手放在双膝上，匀速自然地呼吸。

2. 吸气，举双臂向上，到达头上方，手心向前；呼气，上体自腰部向前弯曲，腰肌、腹肌用力控制，臀部尽量不要离开脚后跟，双臂与躯干在一条线上，慢慢地有控制地向下，直到将头及双手都同时放在地板上后，稍作放松。

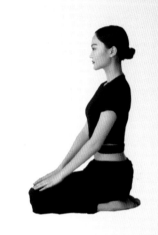

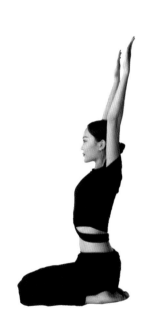

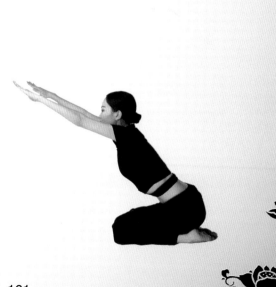

七十二候养生瑜伽之冬季

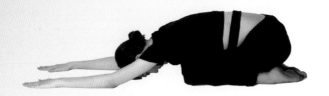

3. 再次吸气，同时抬起头和手臂向上，用腰腹的力量控制着臀部不要离开脚后跟，一边拉长着脊柱一边慢慢起身。用同样的方法连续练习3分钟。

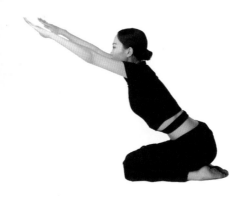

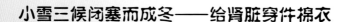

注意： 练完之后俯卧放松，放松时保持正常而缓慢的深呼吸。

小雪三候闭塞而成冬——给肾脏穿件棉衣

今日始闭塞而成冬：万物无生，天地闭塞而转入严寒的冬天。

养精蓄锐

闭藏法则：清心寡欲，节欲保精，以助人体阳气内敛，需知冬天阳气重在敛藏，阳气愈浮则肾精越伤，恬淡虚无，真气从之，精神内守，病安从来。应养足精神，积蓄力量。

饮食法则：食能以时，身必无灾，按照一定时间有规律地进食，能使人体建立条件反射，来正常地消化、吸收，对身体的健康非常有益。

蝗虫式

这个姿势能增加对脊柱区域的血液供应；它滋养脊柱神经，增强下背部和腰部范围的肌肉群及韧带；它能消除腰骶部的疼痛，使脊柱变得更富于弹性。全蝗虫式有益于骨盆范围内各器官，对消化系统以及膀胱和前列腺也有益，因而患便秘、泌尿系统疼痛、肠胃问题或月经周期不规则的人们都能够凭练习本式而减轻或消除其症状。

也有许多瑜伽师向人们推荐用全蝗虫式消除失眠、哮喘、支气管炎和肾功能失调的问题。还有一些患脊椎关节盘错位的人们因长期练习这个姿势而体验到症状有所改善的效果。

做法：

1. 俯卧于地上，两手、双臂放在身体两侧，两臂伸直，两手心向下；下巴和肋骨都应该贴在地面上；匀速地呼吸。

七十二候养生瑜伽之冬季

163

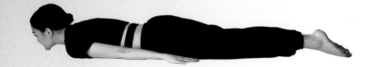

2. 吸气的同时抬起头、双臂和双腿，保持骨盆和腹部区域停留在地面上；伸直两腿，两大腿的肌肉紧张起来，收缩臀部；两臂升离地面向后伸展，这样也可以使上背部的肌肉得到锻炼；有规律地呼吸，并尽量长久地保持这个姿势1分钟；逐步将胸部、双臂和头部最后是双脚放回地面上；全身放松约数秒钟。重做这个姿势两次，每次1分钟。然后，俯卧放松，观察腰部。

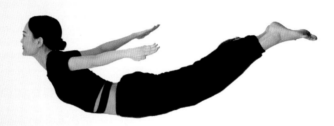

注意：开始时，你会感到很难做到把两腿升离地面，或很难把两腿和胸部全部升离地面。但是，如果你经常有耐心地尽力抬升（胸、腿）来练习这个动作的话，你的腰肌、腹肌就会逐步变得强壮有力，而你也会感到抬起双腿变得比较容易做到了。全蝗虫式是要用体力做的少数几个瑜伽姿势之一，因此，不要害怕用力。

把这个姿势稍加改变来练习可以消除下背部的疼痛，要这样做：弯曲双膝，让两条小腿垂直于地面；然后，将两条大腿分开，呼气，双拳用力向下按，吸气，把两腿、头部和胸膛升离地面；最后，两膝收拢在一起，尽量长久地保持此式。

大雪

大雪是冬季的第三个节气，在每年的12月7日左右。进入大雪后，气候寒冷，天寒地冻，一旦寒风侵体就可能诱发肾病、肩周炎、关节炎、腰背关节疼痛、足后跟疼痛及心脑血管疾病等。因此，在通过饮食、瑜伽等方式养生时，一定要遵循温补的原则，并注意保养肾脏，预防关节及心脑血管疾病。

大雪初候鹖鸥不鸣——外保暖　内补肾

今日始鹖鸥不鸣：劳逸相等，补泻相平。

形神共养

从中医的角度看，大雪已到了进补的季节，冬季养藏，所谓养生首先是不伤，其次即保养、调养、补养、护养，所谓生即生命、生存、生长之意，具体地说就是要通过养精神、调饮食、练形体、慎房事、适温寒达到强身益寿的目的。

饮食调养：大雪时节，为预防心脑血管疾病，日常饮食应以清淡、低盐、低脂、高蛋白的食物为主，以免因摄入过多高脂肪、高热量食物而使血液黏稠度增高，使血管壁弹性减弱，从而导致高血压、动脉粥样硬化。大蒜、洋葱、茄子、玉米、苹果、西红柿、海带、茶叶等食物有助于血管疏通，可适当食用。

推磨式

三分钟"揉腑脏助吸收",用推磨式充分地按摩腹内脏,促进肠胃蠕动,改善消化,促进吸收,并刺激到肾上腺,平衡肾上腺素的分泌,能消除腹部多余脂肪,减小腰围。

做法:

1. 坐在垫子上,双腿向前伸直,蹬脚跟,腰背立直,双手在体前十指交叉相握,双臂抬高至与肩平行。先吸气,呼气时身体向前到身体极限。

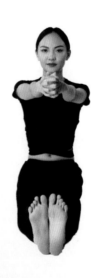

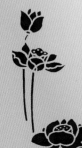

2. 再次吸气时,双臂不动,以腰为轴带动身体顺时针画大圆1分钟30秒。

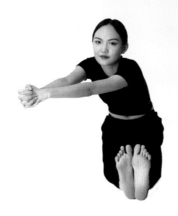

3. 换反方向练习同样时间后，平躺放松。

大雪二候虎始交——壮阳护精

今日始虎始交：由于此时是阴极盛时期，阳气微弱，老虎感一阳而交也，所以老虎有求偶行为。

肾藏精 酉时养肾

冬养藏，慎房事，实则养肾精。精分先天之精和后天之精，先天之精禀受于父母，人出生后藏于肾，后天之精是水谷生成，不断营养五脏，使先天之精充盛，来维持人体的正常发育。当人体发育到成年后，精将负责人体的生殖功能，它是人体之本，人的生长、衰老、死亡与精的盛衰密不可分。肾精不足亏虚，脑失所养，是导致老年痴呆的根本原因之一，所以，冬养肾精会关系到来年及以后的身体健康。

酉时（17:00～19:00）肾经当令，肾乃先天之本，肾经是人体协

调阴阳能量的经脉。酉时是肾脏休息的时候，因此不宜过于劳累，这个时辰如练习瑜伽中的舌抵后腭契合法，具有滋阴养精的作用。

舌抵后腭契合法

酉时生津，舌抵后腭契合法通过舌尖刺激口腔内上腔的天池穴而产生津液，古代养生称此津为"金津玉液"，将其吞于腹内有助于固肾养精，还可以预防老年痴呆。这个方法有微妙的镇定身体的效果，使人心灵具有内向特性；舌头后翻时，刺激上腭后腔的许多腺体敏感点，从而刺激脑中许多神经中枢，会引起有益于身体的分泌物质产生，消除口渴、饥饿，帮助保存生命能量。

做法：

取舒适坐姿，双手自然放于两膝上。微张口，向后卷舌，舌腹抵上腭。舌尖尽可能向后而不吃力，之后闭上嘴，可选择自然呼吸；时间尽可能地长，口腔内产生液体后慢慢咽下。不适时松开，稍作休息，再重复练习。15分钟为宜。

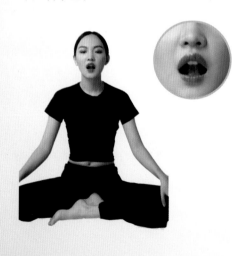

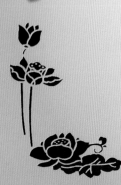

大雪三候荔挺出——五分钟回春术

今日始荔挺出："荔挺"为兰草的一种，草名形似浦而小，感一阳而抽出新芽。

肾生髓

肾阳如荔挺感一阳而生髓，肾精能生髓。髓有三种，为脑髓、骨髓和脊髓，髓满盈上冲于脑，则精力充沛，思维敏捷；若髓不足，则志无所藏，无精打采，头晕健忘，听力下降。所以，人是否聪明取决于肾脏健康的程度。

护肾口诀：食不过咸，久站伤肾，高音伤耳，热不露腰，大怖生狂，房事有度。

会阴收束法

会阴收束法，五分钟回春术，对身、心、灵都有好处；加强生殖及排泄系统功能；缓解便秘和痔疮；对肛裂、溃疡、前列腺炎、慢性骨盆感染等疾病有好处；对治疗心理疾病的效果也很显著，可减轻心

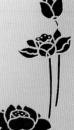

理抑郁；使脐边下生命能量向上流动，从而产生活力；用于建立创造性活力和把性能量升华到高级中枢；可以获得对性的控制，减轻多种性功能相关的疾病；刺激盆腔神经，强壮性器官、排泄器官；加强肛门括约肌，缓解便秘，消除痔疮。

说明： 会阴肌肉，对于男性来说，位于肛门和睾丸之间；对于女性来讲，位于阴道尾端。

做法：

舒适坐姿，闭上双眼，放松全身。

第一阶段：先观察呼吸一段时间，然后把意念放在会阴处，收缩骨盆下部肌肉，使会阴处的肌肉同时得到收缩，之后放松此处肌肉。连续地练习3分钟收缩、放松会阴肌肉，尽量保持均匀的节奏。

第二阶段：慢慢地收缩会阴处的肌肉并保持12秒，自然呼吸，不要屏息；意念完全放在收缩的感觉上。之后，慢慢地放松会阴处的肌肉（随着练习的增加，会阴处的肌肉会逐渐地从骨盆下部肌肉群中分离出来）。每次练习10遍。

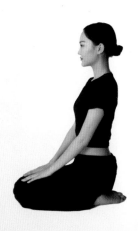

冬至

冬至是冬季的第四个节气，在每年的12月21日左右。这一天是一年中日照时间最短的日子，阴盛至极，故名冬至。至是极致的意思，冬藏之气至此而极。冬至是人体机能变化最强烈的一个节气，也是疾病最易加重、死亡率最高的节气。人的体质在冬至时节也会变得比较弱，更容易患病，因此冬至养生应注意提高人体的免疫力。

冬至初候蚯蚓结——冬季过半　阳气始生

今日始蚯蚓结：传说蚯蚓是阴曲阳伸的生物，此时阳气虽已生长，但阴气仍然十分强盛，土中的蚯蚓仍然蜷缩着身体。

至阴养阴

白天最短，夜晚最长，阴气至盛，无扰乎阳，早睡晚起，衣着保暖。

最佳补期：在身体中，气为阳，血为阴，此时到了补血的最佳时期。

月亮式呼吸

以静制动，动为阳，静为阴，睡前安静地调息身体中最重要的三条脉络之一。月亮式呼吸是专门疏通左脉的，左脉掌管我们的记忆和情

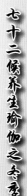

七十二候养生瑜伽之冬季

171

感等方面。倾向左脉的人很内向，他们感情丰富，却怯于表达出来，往往多愁善感，顾影自怜。他们的优点是较有艺术气质，比较容易相处，不曾去主宰别人，无事生非；缺点是性格怠惰，做事优柔寡断，缺乏系统，身体偏胖。

做法：

1. 睡前取舒适的正确坐姿，保持身体放松。

2. 右手的中指、食指轻压眉心，大拇指压住右侧鼻翼，保证右侧鼻孔的气流无法通过；只用左鼻孔做完全式呼吸，一吸一呼为一次，连续做21次。

3. 练习后仰卧放松。

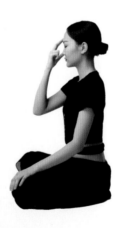

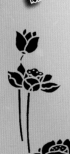

> 注意：睡前、体热时，或精神过于亢奋、失眠、多动、身体过于消瘦时练习月亮式呼吸，效果佳。

冬至二候麋角解——放松生活　固住阳气

今日始麋角解：麋与鹿同科，却阴阳不同，古人认为麋的角朝后生，所以为阴，而冬至一阳生，麋感阴气渐退而解角。

虚者补之　寒者温之

体质有虚实寒热，本着人体生长规律，中医养生原则，少年重养，中年重调，老年重保，耄耋重延。故"冬令进补"应根据实际情况有针对性地选择清补、温补、小补、大补，万不可盲目"进补"。

此时宜放松生活，固住阳气。在我们练习瑜伽的过程当中，意识有时会关注呼吸，有时会关注身体锻炼到的各个部位的感受，那么又有多少时间你的意识是在关注身体是否正在放松？其实不管是呼吸法还是体位动作，在练习的过程当中能够很好地放松是非常重要的。可以说，练习瑜伽之前首先应学会放松，只有这样你才能从中获取更多瑜伽的真谛，真正体会到瑜伽带给你的平和、舒适和愉悦。身体的本能就会让我们明白，只有先学会放松，才能够获得更好的休息，身体的阳气才不会无故外散。

瑜伽放松术

瑜伽放松术，8分钟收回感官，深度休息。当身体进入到这个姿势后可以消除疲劳、镇静大脑。身体的每个部位各司其职，从而获得充

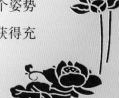

分的放松。练习时感官（眼、鼻、舌）将从外部世界撤回，身心融为一体，体会到内在的宁静。

做法：

平躺在垫子上，让头的后侧正中触地，微收下巴，锁骨向两侧打开，腰下沉，双臂自然放于体侧，掌心朝上，十指自然弯曲，两脚分开，自然外垂。保持这个姿势不动，轻闭双眼，关注呼吸5～8分钟。

冬至三候水泉动——冬养静　喉鸣静心

今日始水泉动：由于阳气初生，所以此时山中的泉水可以流动并且温热。

无泄皮肤　使气亟夺　冬至益静

动物有冬眠的特点，一入冬就躲入洞穴中，就是为了尽可能少地消耗体内的能量。当然了，人类不可能冬眠，但是冬天时应该少运动。冬天应顺应自然以静养为益，但也不是不运动，而是一定要控制好运动量，最好不要出汗，否则，皮肤会开泄，使阳气外散。

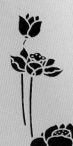

喉呼吸

喉呼吸有奇妙效果，使心灵、神经系统宁静安详。当调息或体位法疲倦时，可躺下做仰卧放松功，以喉呼吸作休息性呼吸，恢复精力。睡前也可练习，它可使心率减缓，对高血压者有益，也可增强冥想意识。

做法：

1. 舒适坐姿或躺着，把注意力集中在呼吸上，深长缓慢地自然呼吸。

2. 用双鼻孔吸气和呼气时舌根向上轻轻贴紧，收缩喉头声门，产生的声音如婴儿睡眠呼吸声或轻微鼾声。

3. 一呼一吸为一次，连续练习50次后仰卧放松。

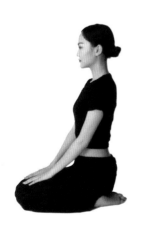

！注意：喉呼吸时通常呼吸相当深长；喉呼吸可与其他呼吸功法及所有其他功法一起配合做。失眠者可以躺在床上睡觉前练习。

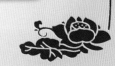

七十二候养生瑜伽之冬季

小寒是冬季的第五个节气，在每年的1月5日左右。小寒出门冰上走，此时是全年最冷的节气。虽然阳气已动，但仍寒冷，是因土壤深层的热量已消耗殆尽，而这时强冷空气及寒潮冷风也活动频繁，这寒气其实是阳气上升、逼迫阴气所为，于是便出现了全年最低温度。

小寒初候雁北乡——防风御寒　动一动

今日始雁北乡：古人认为候鸟中大雁是顺阴阳而迁移，此时阳气已动，所以大雁开始向北迁移。

三九补一补　来年无病痛

小寒初候进入三九天了，我国自古就有"三九补一冬，来年无病痛"的说法，因此小寒进补非常重要，这是因为人们经过了一年的消耗，内脏的阴阳气血有所偏衰，而合理进补就能及时补充气血、津液，并抵御严寒侵袭，从而达到养生防病的效果。

鳄鱼式

鳄鱼式这个简单的动作能滋养肾脏，并能矫正颈部问题，刺激会

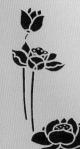

七十二候养生瑜伽

176

阴部位的穴位，增强生殖器官功能。

做法：

1. 俯卧，双手托住下巴，两脚跟、脚趾并拢，收紧臀大肌、会阴肌、肛门肌，闭上眼睛，自然地呼吸，保持1分30秒。

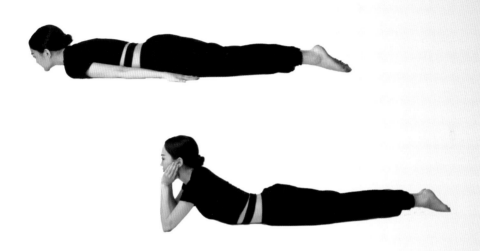

2. 双手重叠，额头放在手背上，头尽量放松后，再做第二次。

3. 两次结束后做婴儿式放松：双手撑起身体，臀部坐在脚跟上，两臂放在体侧，放松1分钟。

小寒二候鹊始巢——固肾神安存精

今日始鹊始巢：此时北方到处可见到喜鹊，喜鹊感觉到阳气而开始筑巢，准备繁殖后代。

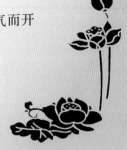

适当运动　固肾存精

深冬养生最忌惊恐，恐是肾的情志。恐也有正邪之分：谨慎内守，敬畏之心，是肾精足的表现；恐的邪像，惊恐外散，气散而收摄不住。惊与恐密切相关，略有不同，多先有惊而继则生恐，故常惊恐并提，然惊多自外来，恐常由内生。古代典籍中所说大怖生狂，是指突发性强烈的刺激（如观看恐怖片、看恐怖小说及探险活动所致）会使人体气血逆乱，惊则气乱，恐则气下，导致暴病的发生。

在小寒节气适当地运动，可以增强体质，加强耐寒能力，选好适当的动作还可以起到对肾脏的保护作用并提高精神的稳定性，增强肾阳，则不容易受到惊吓。小寒节气的运动不可过多出汗，以微汗为宜，运动后不可受凉，以防寒气入侵而损伤肌体。

眼睛蛇伸展式

眼睛蛇伸展式，三分钟固肾存精，能促进血液循环，使脊柱神经和血管获得额外的血液供应而受益。这个体式使颌部、颈部、喉部、胸部、腹部和两腿都得到了锻炼和加强。它能改善腺体的活动平衡，使消化能力得到增强，改善便秘。在保持这个姿势时，对肾脏也施加了压力，短时间内使其中的血液被挤出来；当从这个姿势回复原态时，血液就会涌回双肾，有助于冲走那些有害的结石沉淀物。眼镜蛇伸展式正是以这样的方式防止甚至减少肾脏中结石沉积物的积累（以免日后演变成肾结石）。这个体式对生殖器官也有好处，有助于纠正

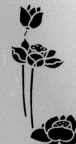

七十二候养生瑜伽

月经失调，并有助于改善各种女性机能失调的问题。

做法：

1. 俯卧在垫子上，两臂放在体侧，掌心向下。

2. 两臂放在背后，双手十指交叉握住；深深吸气，尽量将胸部从地面抬高起来，伸展臂部和扩展胸部的肌肉；然后，头向后方昂起。自然呼吸，保持1分钟。

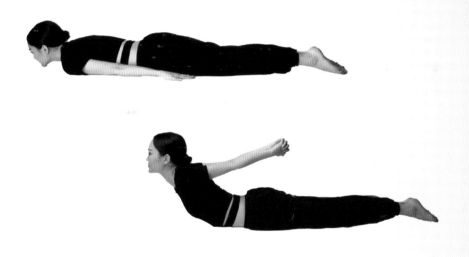

3. 呼气，身体慢慢回到地面上，双手重叠，额头放在手背上，稍作休息后，再重复做3次。

小寒三候雉始雊（qú）——背部强壮功

今日始雉始雊："雉雊"的"雊"为鸣叫的意思，雉在接近四九时会感阳气的生长而鸣叫。

小寒养肾粥

食材：黑豆、血糯米、桑椹干、红糖。

方法：黑豆、血糯米浸泡3～4小时，用慢炖锅煮烂，放桑椹干再煮1小后加适量红糖。

食用时间：小寒、大寒节气，最好是下午17:00～19:00，其他时间也可以，功效略减。

益处：养肾、黑发、固精、护齿、防脱发、增阳气。

背部强壮功

背部强壮功增强背部、腹部的肌肉力量，能很好地保护肾脏、子宫和腰椎。

做法：

1. 坐位，弯曲双腿，双手抱紧小腿，腰背立直，脊柱向上伸展。

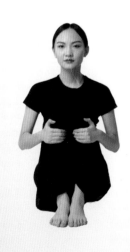

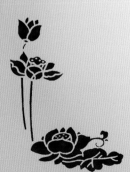

2. 小腹、腰肌用力控制，双腿并拢，双臂慢慢向两侧打开，与肩平行，双肩放松。保持1分钟后，回到第一个动作休息，连续练习3次。最后，做婴儿式放松。

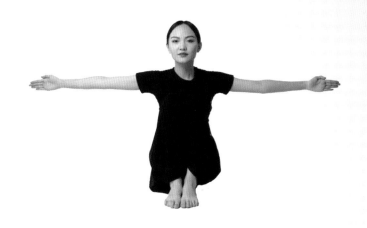

七十二候养生瑜伽之冬季

大寒

大寒是冬季的第六个节气，同时也是全年24节气中的最后一个节气，在每年的1月20日左右。大寒即天气寒冷到极点之意。此时，天寒地冻，但不久之后即将万物回春。可以说大寒是生机潜藏的时节，因此此候养生以藏为主，但可以轻唤阳气，动动阳经。

大寒初候鸡乳——轻唤阳气

今日始鸡乳：就是说，到大寒节气便可以孵小鸡了。

肾与膀胱相表里

肾为阴脏，膀胱为阳腑，肾和膀胱相表里，肾主内，膀胱主外，膀胱的气化功能取决于肾脏的盛衰，肾脏健康膀胱的开合就会正常，尿液就会正常储存和排出。膀胱是负责小便储存和排泄的，为津液之府，津液有余则入膀胱为小便，如缺乏则小便不利，过多则丧失津液，会造成唇干、脚后跟干裂等。

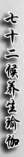

尾骨按摩

尾骨按摩三分钟，轻唤阳气，有利于整个盆腔的气血循环，放松了整个腰背肌肉，强壮坐骨神经，刺激长强穴。长强穴位于人体的尾

182

骨端下，尾骨端与肛门连线的中点处，此穴向人体体表输送阳热之气，解痉止痛，调畅通淋。长强穴有通任督、调脏腑作用，按摩此穴可改善女阴瘙痒，男性阴囊湿疹、前列腺炎、遗精、阳痿；也可改善小便黄闭、痔疾、脱肛、肠炎、痢疾、便秘、便血、癫痫、腰脊及尾骶部疼痛等症状。

做法：

仰卧，手指交叉枕于头下，屈双膝，使大腿尽量贴近腹部，用尾骨在垫子上画大圆，顺时针1分30秒后，再逆时针1分30秒，始终保持自然的呼吸。最后，将双腿伸直，双臂放于体侧，放松。

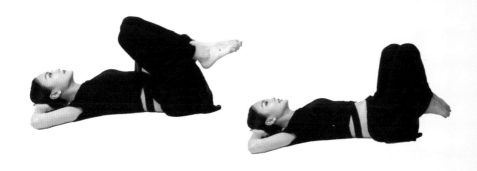

大寒二候征鸟厉疾——净化水源　通膀胱经

今日始征鸟厉疾：此候鹰隼之类的征鸟正处于捕食能力极强的状态中，盘旋于空中到处寻找食物，以补充身体的能量，抵御严寒。

膀胱的作用

肾与膀胱相表里，膀胱是水液汇聚之所，有津液之府、州都之官之称，有化气行水等功能。膀胱的气化产生尿，身体中水的代谢由膀胱负责。膀胱经是身体最大最长的排毒通道，它是否通畅直接决定了人体净水和浊水的交换程度，与我们的身体健康息息相关。

顶峰式

练习这个体式，整条膀胱经都得到充分的伸展，起到疏通膀胱经的作用。这是一个强身效能极为显著的姿势，能消除疲劳，帮助恢复精力；使心跳率减慢；伸展和加强腘旁腱、小腿后侧肌肉、双踝和跟腱；消除脚跟疼痛和僵硬感；软化跟骨刺；强壮坐骨神经。这个姿势也可改善或消除肩关节炎。

做法：

1. 跪坐，臀部坐在两脚脚跟上，脊柱挺直；两手自然放于膝上。
2. 抬高臀部，两手两膝着地，跪下来，成爬行姿势。

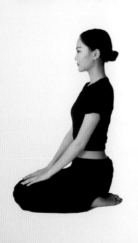
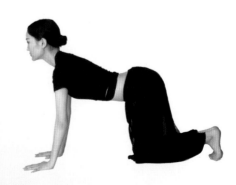

3. 吸气，伸直两腿，将臀部升得更高；双臂和背部应形成一条直线，头部处于两臂之间，整个身体像一个三角形的样子；尽可能将脚跟踩向地面。如果脚跟不能停留在地面上，就在身体极限内保持。正常地呼吸，保持这个姿势约1分钟。

4. 最后，呼气，回复两手、两膝着地的跪姿。重复练习3次后，俯卧放松休息。

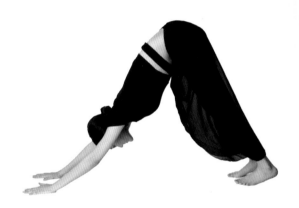

! 　注意：患有高血压和眩晕病的人应向医生咨询是否适宜做此练习。

大寒三候水泽腹坚——鸵鸟式

今日始水泽腹坚：一年的最后五天，水域中的冰一直冻到水中央，且最结实、最厚。

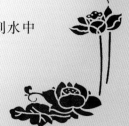

膀胱经养生

申时（15:00～17:00）以保养膀胱为主。申时是精力充沛的时段，是一天当中的第二黄金时间，此时适当活动，可以疏通经络，改善心情，助于晚上睡眠。此时，也应该适当饮水，因为人体的水分不足或过多都会致病，又因"肾主骨，肝主筋，肾水滋养肝木"，水少而木枯，水亏则肝病。要做到多排尿，常保膀胱空置状态，不憋尿。冬天容易感冒的人常与膀胱经有关。

鸵鸟式

练习鸵鸟式充分伸展膀胱经，使双肩和背部变得柔软而强壮有力；消除腰围脂肪，使腰部苗条、强健；激活腰部脊柱神经，使脑子更清醒；通过兴奋脊柱神经，消除疲劳。这个体式也能伸展内脏器官，以及背部、髋部和腘旁肌腱、肌肉。

做法：

1. 站立，两脚分开，与肩同宽；呼气，上体前弯。用双手大拇指、食指和中指抓住左右大脚趾；吸气，腰背向下用力，抬头。自然呼吸，保持1分30秒。

2. 呼气，低头，脊柱形成弓形，收紧臀肌，收腹，眼睛看向小腹。保持自然呼吸，停留1分30秒。

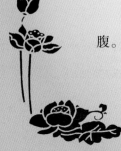

七十二候养生瑜伽

186

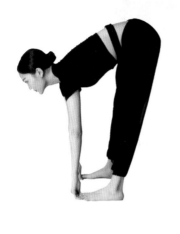
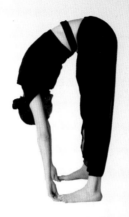

3. 最后，吸气，抬头，带动上体向上伸直，回到开始之位，休息。

> ！ 注意：患有高血压和眩晕病的人慎做此练习。腰椎间盘突出者禁做。

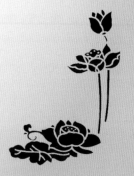

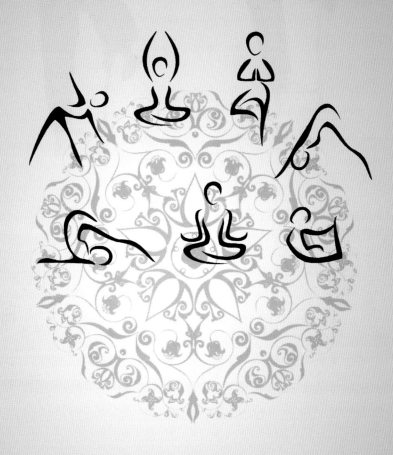

学员分享

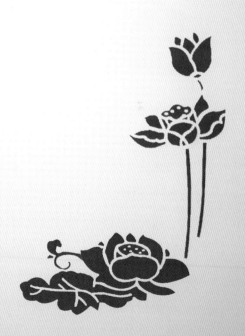

我想对你说

赵淑新　46岁　某公司人力资源部主任

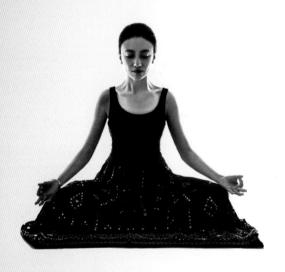

时光就像是一个顽皮的孩子，总是不经意间从我的身边一闪而过，那天如果不是张老师的提醒，竟已然忘记了自己习练瑜伽已十年有余。也许是前世与你结缘，使得今生的我对张梅瑜伽有种无以言表的喜爱。虽然每次上课前都要经历二环路让人崩溃的拥堵，虽然每次上课前一个多小时的驾程让人倍感疲惫，但神奇的是每次一进入课堂，那份疲惫就旋即烟消云散；而每次习练之后的感觉则更是让人倍感轻松、身心愉悦。拜日式、鸟王式、风吹树式、眼镜蛇式……张老师随季节变化调整梳理的每一招、每一式都在慢慢地改变着我的身体、悄然地柔软着我的内心，让我的身体变得越发柔韧，使我的内心变得愈加平和。

我想对你说，与你结缘的第一个十年已至，接下来还会有第二个、第三个乃至更多的十年，我要和你一起，将爱进行到底。

练习瑜伽后的变化

陈敏修　70岁　公司会计

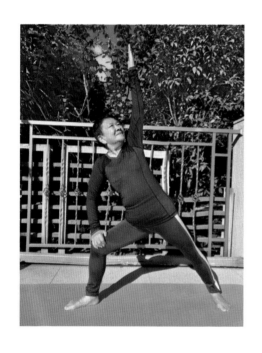

2011年的夏天，我们全家到新光天地商场买东西，坐滚梯下来时，在下面等我的儿子说了一句话："妈，你太胖，该减肥了，否则会生病的。"听了此话，我心里五味杂陈，不知如何是好。

其实，过了60岁我的身体就开始发胖了，2011年体重达到150斤，身高只有1.54米，脚踝骨还有水肿。当时知道是身体里水分多排不出去，曾尝试中医治疗，排水效果并不明显；其后又用了各种方法，也不能减肥，心情很糟糕。偶然的机会和孩子们聊天，他们说练练瑜伽吧，可能会有变化和好处。我当时将信将疑地接受了孩子们的提议，于是和张梅老师有了缘分的开始。

2011年7月31日开始第一次训练，由于身体胖做各种动作都不到

位，甚至都无法坐到瑜伽垫上，一堂课下来很累很累。这令我心生疑惑，减肥能行吗？第一天练习时，张梅老师看我脚踝有水肿，于是在辅助我练习动作之后，帮我揉了脾经，虽然按摩时有些疼，但我忍住了。第二天早晨起来后，我惊奇地发现，脚踝一点儿也不肿了，真是非常兴奋，马上把这个奇迹告知张梅老师。许多年来，每到5～10月我的脚踝都会肿，走路很累，就不愿意活动，导致身体越来越胖。张梅老师只帮我按摩一次，脚踝就不肿了，当时的心情别提多高兴了，更坚定了我练习瑜伽的信心。这是我的变化之一。

减肥是我练瑜伽的主要目的，张老师说这是很艰难的过程，要有耐心、信心和恒心。由于脚踝骨不肿了的事实使我对老师很信任，先练耐心，于是每天上课都会耐心地按照她的要求去做，她指哪我练哪。练习一段时间后，有些动作做起来很费劲，每次练这些动作时心里会有障碍，就不想练。我把心里的想法跟张老师说了，她语重心长地指出："其实你不想练的正是你最需要练的。"听了她的话后我深有感触，以后再练这些动作时就没有了其他想法，而是更信心百倍了。这是我的变化之二。

由于减肥心切，我就想把相关的动作马上练起来以达到快速减肥的目的，心情有些急躁，练动作有些不到位。张梅觉察到之后就耐心地开导我，练习动作是循序渐进的，不能急躁，否则会影响到练习的效果。听了她的话后，我的心也逐渐静了下来。总之一句话，只要听张老师的话，身心各方面就会有很大的改善。

张老师见我肚子大、腰粗，给我买了减肥振动仪，每周一、三、五让我戴着它振动40分钟，结合瑜伽练习，一年后有了明显的效果，体重缓慢而规律地下降，一年减了10斤，降到140斤。虽然振动仪都被我振坏了，但心情很好，减肥的效果突出，更坚定了我继续练习瑜

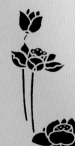

七十二候养生瑜伽

伽的信心。自2012年后，张老师为我的训练下了很大工夫，指导我哪有毛病练哪，而且帮助我进行全身的调整，包括心情的调整。坚持几年下来，我的体重目前为116～118斤，比五年前轻了34斤。虽然现在我已70岁，但精神状态、身体状况都不像70岁的人，显得更年轻。这是我的变化之三。

练习瑜伽不但使我的身体得到了锻炼，同时也提高了我对练瑜伽功效的认知。谨以此文为大家带来鼓励，并坚定练瑜伽的信心！

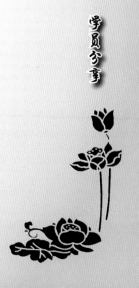

瑜伽之旅

郭静　42岁　银行职员

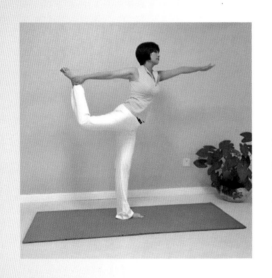

从小我的身体素质就不是很好，2008年又查出患有溃疡性结肠炎，加之工作压力也大，总感觉浑身没劲，老是犯困，上下班爬个楼梯都感觉吃力，平时也没有任何运动爱好。直到四年前我与瑜伽结缘，我慢慢感受到自己的身体有了很大的改善。

记得当时身体很差，朋友看到我这种状态，极力推荐我和她一起练习瑜伽，她说也许瑜伽练习会对我的身体有帮助，于是抱着试试看的心态半信半疑地跟着她一起开始了我的瑜伽之旅！也是从那个时候起，我结识了我的恩师——张梅老师。初次见到老师，感觉她看上去很年轻、很有气质，给人很仙的感觉。慢慢地通过了解发现原来老师是那么的平和、那么的善解人意、那么的宠辱不惊。工作中、生活中有什么事情我都愿意向她倾诉，感觉不论什么事情到了她那里都不是事儿，也许这些就是老师修行多年的功力吧！可

194

以说，张老师是我生命中最重要的人，是她让我看到了不一样的自己；是她使我的生活变得丰富多彩；是她使我真正明白有舍才有得；是她在我工作最困惑、最迷茫的那段日子里给了我心灵的慰藉，助我能够轻松面对、坦然度过。

经过几个月的瑜伽练习，我的身体发生了变化：感觉身体一天比一天轻松，下班回家后再也不用先睡上一小觉了。难道瑜伽真的有这么大的功效？跟老师学了一年后我毫不犹豫地又续了一年，并且暗下决心一定要坚持下去！每周两次的瑜伽课从此竟成了我生活中不可缺少的一部分，我发现自己越来越喜欢练习瑜伽了，除了跟着老师练习，还在家里练习静坐，从刚开始的一次只能坐5分钟，到后来的一坐就是半个小时。我的身体状况明显好转，心态也得到良好的调整。我把亲身经历分享给身边的同事，她们也看到了我的变化，并且主动要求跟着我一起练习。于是，我在单位组织了一个瑜伽班，请老师来授课。通过半年的瑜伽练习，很多同事的身体状况也慢慢得到改善，跟我有了同样的感受。

四年的瑜伽习练，受益的不仅是我的身体，它已然影响到了我的生活。以前我的脾气很急，遇到点什么事情就静不下来。孩子上小学时天天盯着学习，盯着班级排名，如果孩子考不好，我的心里那叫一个急，恨不得我去替他学。到了初中又着急孩子学习习惯不好，又赶上孩子叛逆期，无论什么事总是跟你反着来，我们之间时常发生"战争"，气得俩人几天都互不理睬。我是在儿子六年级时开始练习瑜伽的，孩子上初中后，我发现我不那么爱着急了，有时跟儿子还能聊会儿天，他也能听进去我说的话了。到了初二下学期，我和儿子的沟通也越来越顺畅，儿子仿佛瞬间长大了，学习成绩稳步上升，由原来的年级两百多名一跃到年级前五十名，中考以优异的成绩考上了北京汇

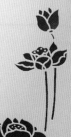

学员分享

195

文中学。后来，我问儿子为什么到了初二忽然知道学习了，是不是叛逆期提前结束了？儿子说，最主要的原因是我慢慢地不像以前那么爱唠叨了，感觉妈妈比以前可爱了，所以我说的一些话他也能听进去了。听了儿子的话，我恍然大悟，原来是我改变了！原来瑜伽有这么大的魅力！

现在我阳光自信、开朗乐观、沉稳内敛、遇事不惊，这是瑜伽带给我的，我倍感珍惜。每天的瑜伽练习对我来说是一种享受，在以后的日子里，它将成为我终生的爱好，伴我前行！

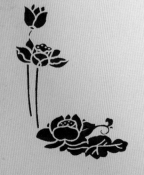

七十二候养生瑜伽

感恩瑜伽　感恩遇见

刘晓华　44岁　资深媒介研究工作者

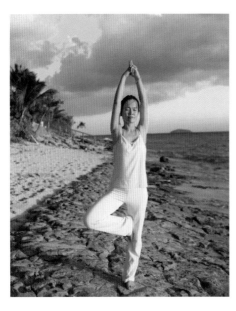

初入瑜伽门就遇见张梅老师，于我是幸莫大焉。

2013年，我正好四十岁。都说"女人四十豆腐渣"，这渣的不仅是容貌，还有女人的身体。我虽瘦小，年轻时却是精力极为充沛的一个人，从来不知疲倦为何物。

由于出生在医生之家，对于饮食、养生也比较注重。但是这年夏天体检时，我的身体却依然不可避免地被查出这种那种的各种问题。协和的专家大夫很友好地告诉我："必须加强锻炼身体，提高免疫力，你的问题才能得到彻底解决。"

怎么锻炼身体呢？公司工会出资，可办理办公楼下某知名健身中心的健身卡，有瑜伽也有普拉提。好友也推荐，可试试她正在上的张梅瑜伽。嗯，动心！瑜伽不错，一举可去两"渣"。一念至此，立刻开始试上。楼下健身，近且方便，有同事相伴督促，利于坚持；关键

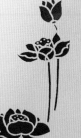

一点是，工间去就可以，不需要占用下班时间。这一点对一个当妈妈的人来说，有多么可贵毋庸赘言。而张梅老师的瑜伽，好友介绍说，"一入张师门，绝对不后悔"，我相信她，这么难得的好老师不能错过。于是两边来回试了三个星期。三个星期下来，楼下的我筋疲力尽、腰酸背痛，对瑜伽的好感几乎荡然无存；张梅老师这儿的我神清气爽、通体舒泰，对练习瑜伽充满了向往和期待。于是，我几乎是毫不犹豫地做出了选择。此后，每周两次一下班就向张梅老师家一路狂奔，成了我一周中最快乐的时刻。

同样是瑜伽，为什么会有这么不同的体验呢？跟随张梅老师练习一段时间后，我得出了结论。我的健身房瑜伽教练，一直在强调最终的体式应该是什么角度、什么距离、什么方位；而张梅老师一直在强调的是做每个动作的过程中自己身体的体会，强调的是意识的到位而不是体式的到位。每个人身体条件不同，柔韧性、协调性都不一样，只要准确把握整体的意识和身体的感受，即使体式还不到位、姿势还不优美，也不影响瑜伽对身体起到的锻炼效果。"只问耕耘，不问收获"，只要把动作做对，不在意体式的好不好看，这句话放在瑜伽初期习练者身上，真是再合适不过了。

美好的时光总是过得很快，未及觉察间，跟随张梅老师习练瑜伽已经三年多了。除了身体柔韧性变好外，明显能够感觉到的是，我的腰腹、腿部和脚踝的力量也增强了。记得有次穿高跟鞋不慎从台阶上摔下，扭到了脚踝。以前我的脚踝极易受伤，没想到的是，这次站起身后活动了活动，竟然行动自如，走跳无碍。公司运动会上，我以7分45秒的成绩获得了平板撑比赛的第三名，和另两名年轻的同事一起站到了领奖台上，习练瑜伽带来的腰腹力量增强功不可没。而且，最

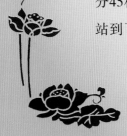

七十二候养生瑜伽

令我高兴的是，配合医院的治疗，我身体的问题在起起伏伏中逐渐好转。今年再复查时，已经有了彻底的改变。

习练瑜伽的短短几年，已经让我体会到了自己心境平静泰然的变化，感悟到生命的力量与美。故，瑜伽路上，我将继续追随张梅老师前行。

感恩张梅老师，感恩遇见瑜伽。

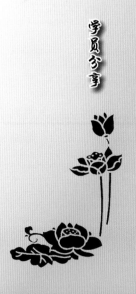

张梅瑜伽，为我带来惊喜

邱元　37岁　企业管理者

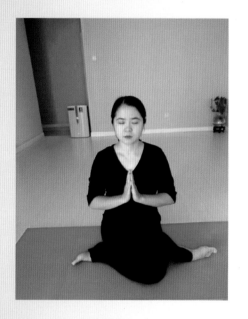

最早接触瑜伽是在学生时代，接触到蕙兰瑜伽的DVD光盘，单纯看着喜欢就自己跟着光盘练习各种瑜伽体式。因为对瑜伽的无知，不了解每个体式的练习要结合特定的呼吸和休息还原技巧，练了大概有一年左右，发现腰背部有些疼痛，又找不到原因，慢慢就放弃了。

　　遇见张梅老师是一个很偶然的机会。我姐姐在张老师那修习有半年之久，从她第一次上张老师会员课开始，就不停劝说我去，言语之中全是对这个老师的赞美之情。但恰逢我第一个女儿刚满三个月，面对这个来之不易的孩子，加上刚刚起步的公司，每天缠绕在家庭繁杂琐事与工作压力之下，焦躁情绪无所遁形，回到家中，情绪也在举手投足之间。没到半年，体重增加15斤，状态糟到了极点，在姐姐的一

七十二候养生瑜伽

200

再劝说下，决定抽出时间去老师那试试。

第一次上课，老师特地安排我坐在第一排面对着她，优美的音乐，温馨的教室，老师温柔舒缓的声音，在静逸的氛围之内感觉自己安静了下来。看似简单的动作，暴露了我身体的各种不适，站立体式胳膊抬不起来、腿发抖，坐立体式腰背直不起来。课毕，张老师微笑地提醒我眉头不要紧锁，我恍然大悟，我的面相已经完全暴露我内心的焦躁不安。

接下来，瑜伽慢慢重新走进我的生活，我系统地学习了瑜伽理论、呼吸、冥想等，加上张老师特有的四季养生瑜伽课程，体验到瑜伽的好处不止于身体、生理，专注、冥想更为重要，结合它们可以帮助内在快速地转换调整。随着心灵不断扩展、提升，我的负面情绪也越来越少，自卑、忧虑、焦躁、抱怨等都在逐渐消除，心灵从粗钝逐渐走向精细，内心逐渐平静，看到的都是美好阳光的一面。即使遇见不顺心的事、看不惯的人，也逐渐能够欣然接受并且正面处理。

习练瑜伽四年了，四年内我的腰背慢慢直立起来，四肢的力度也在逐渐增强。每次在家练习的时候，我的小宝贝总爱在一旁模仿。最值得惊喜的事情是，有次上课我跟老师说我准备要二胎，但因为要第一个孩子的时候大费周章，心里有点"打鼓"，老师笑着跟我说："没问题的，随缘。"结果不到两个月，就发现自己怀孕了，整个孕期也异常顺利，身边的人都为我高兴，而我知道，是张老师的瑜伽带给我的惊喜。

如今的我，已经是两个小姐的妈妈，还有份自己喜欢的工作。虽然经历过两次剖腹产，身体各方面出现了这样那样的问题，很多瑜伽

体式又要重新开始学习，但我相信通过坚持不懈的修习，会有越来越多的惊喜等着我！

瑜伽带给我的，其实不止是惊喜。持之以恒地练习，在自己的身体极限内做到最好，慢慢就会发现，瑜伽回报给我的，是一个越来越美好、宁静、自信的自己！

用瑜伽　善待自己

杨珺　35岁　国家卫计委直属单位主任科员

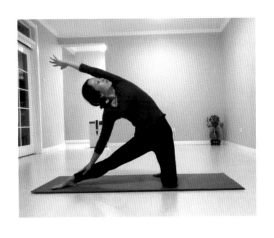

　　一个偶然的机缘，我认识了张梅老师，一位从精神的境界启迪我和指导我的恩师。那时的我，根本就不知道瑜伽是什么、意味着什么。还记得第一次上课，老师问我为什么要练习瑜伽，我当时看着自己素来臃肿的身材，很认真地说，想变成一个柔软的胖子。然而，五年过去了，我发现瑜伽给我的远不止我所想。五年间，我已是两个孩子的妈妈。期间，体重曾两次增加至75公斤，疲于应付员工、妻子、母亲、女儿和儿媳等的多重身份迷失了自己，让我身心感到彷徨和恐慌。我很感谢张梅老师，引导我通过瑜伽，发现、审视和调整那个内在的我。

　　回想2012年，结婚三年，我开始渴望做个妈妈。张老师指导的瑜伽清洁断食，是我人生中第一次挑战自我，因为断食带来的身体饥饿感和疲惫感，让我根本来不及去感受断食带来的好处。但是，幸运就是这么降临了，断食刚刚结束，我竟然如愿怀上了宝宝。后来想想竟

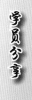

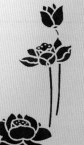

是断食清洁了我的身体，同时调整了我的心情和情绪，才有助于我成为一个准妈妈。

2013年，产后无节制和不科学的饮食，让我的体重一度飙至76公斤，还一度自欺欺人地觉得，为了宝宝变胖也是情有可原的。那段时间不想出门，不想照镜子，不想买衣服，只想穿着宽大的睡衣和先生的衣服四处招摇过市，直到产假结束上班后，周遭人异样的眼光和上下楼梯时隐隐作痛的膝盖，令我觉得我需要找回那个自信、靓丽和健康的自己。

于是，2014年6月，认真遵从老师的指示，借助瑜伽断食，我开始了蜕变之旅。首先是切断一切外界物质来源，第一次挑战五天断食，五天的光阴，度日如年。身体和意识在与体内最原始的欲望对抗，让我从最初的踌躇满志，到烦闷至极，最后到奄奄一息。还好，有瑜伽体式、呼吸法和冥想的陪伴，帮我战胜了它们。体重减轻了2公斤，很神奇的是在第四天开始时，所有的不良情绪就像退潮一样慢慢散去，同时伴随着一种身体的轻盈和战胜自己的雀跃，才发现原来自己对食物没有那么依赖。然而惊喜远远不止这些，断食后在老师的指导下接着开始清洁肠胃，排出体内难以想象的污物后，体重继续减轻1.5公斤。再接着，根据自己的理想体重55公斤，进入了为期20天的辟谷期，每天坚持做拉伸和力量型的瑜伽体式，帮助疏通经络和塑形；饮食上虽然依旧不能吃肉、蛋和主食之类的食物，但是瓜果、蔬菜、蜂蜜可以浅尝一些了；体重每天在持续减轻中，从开始的每天2～3斤，经过平台期后到1～2斤。但与此同时封闭许久的味蕾在接触了食物的味道后，如同嗜血的幼狮被挑起了原始的欲望，新一轮的不良情绪蜂拥而至，夹杂烦躁、渴望、苦闷和焦虑，我知道，这又是一次挑战自己的过程。在不断的调整和克服中，皮肤开始变得光滑细腻，身体更加轻盈和柔软，以前最差的卧英雄式可以轻松地坐到两腿间的垫子上了，束角式可以轻松地趴在地板上了，还可以一跃而起跳得好高。与此同时，又一次战胜自己的自信心和成就感让我更加兴奋和骄傲。思绪也逐渐清明，曾经的火爆脾气也平和了不少。最后，结束辟谷后逐步复食，体重没有增加，反而继续减轻，虽然降幅比以往小了些。就这样，两个月的时间，我实现了蜕变，体重成功减至55公斤。在第一次蜕变中，我想我更多地把瑜伽当成一种塑形和提升形象的途径；但是在第二次蜕变，我才真正将它视为我的精神寄托。

成功减重后，身心也调整到了最佳的状态，有些意外地怀上了二宝。2015年，二宝出生了，我开始了前所未有的疲惫、焦虑和彷徨。大宝还没有上幼儿园，且由于弟弟的到来，开始变得爱哭闹和敏感；作为高需求宝宝的弟弟也不是什么省油的灯，吃饭睡觉都不好，一不如意就哭闹不止。最让我头疼的是两人对妈妈的争抢，总是一副有我没你的架势。产假期间，每天周旋于俩娃之间疲惫不堪，上班后也还是简单的两点一线，慢慢地我从空虚变成恐慌，我发现我是单位的员工、父母的女儿和儿媳、丈夫的妻子和孩子的妈妈，唯独不是我自己，没有独立的时间和空间，人也在不知不觉中又胖到了75公斤。几次央求老师，终于同意我提早恢复上课锻炼。有了上次断食的经验，这次越发有准备和充满信心。2016年，还是在那个初夏的时节，还是将近两个月的时间，在老师的指导下我又慢慢地恢复了原本的体重。在这个过程中，我慢慢地发觉，人需要独处的时间和空间去不断地反思和调整，人只能先做最好的自己，才能让周围的人感到舒服和快乐。现在，每天做做简单而短暂的瑜伽体式、呼吸和冥想已成为了我的习惯，像吃饭睡觉一样变得不再是额外的事情。而且每当照顾孩子疲惫的时候，我会通过瑜伽恢复体力；每当感觉压力大、焦虑的时候，我会通过瑜伽缓解；每当因为一些事情百思不得其解的时候，瑜伽会潜移默化地改变我的心境，让我突然间豁然开朗。这时，我才发现通过瑜伽改变体态和气质只是瑜伽最初级的效果，我早已不满足于做个柔软的胖子。

虽然由于接连的怀孕生子，让我的瑜伽功课断断续续，但也感谢这个由少妇到母亲、到两个孩子的母亲的过程，让我在不惑之年到来之前，对人生、对未来开始有所思考。有人说，人这一辈子最难的事是知道自己要什么，我想大多数人都做不到，但是最起码要做到时时自省，判断自己对现状是否满意，是否需要改变，追寻一种信仰，用以指导自己的生活和处事。我很庆幸，我找到了。

现在的我，虽然没有太多瑜伽的理论知识，没有特别到位和柔软的体式，更没有达到所谓的瑜伽的境界，但瑜伽于我而言，已既不再是简单的拉伸抻筋如同跳舞、体操一类的运动，也不再是高高在上可望不可及的玄幻。

瑜伽，于我而言，是身体与精神的融合。用瑜伽善待自己吧，变成一个希望中的身体健康、思路清明、豁达睿智的人。

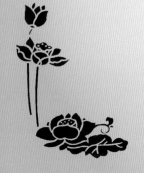

七十二候养生瑜伽

张梅瑜伽——身心重塑的港湾

李少君　55岁　政府部门财务人员

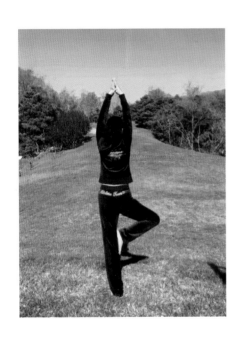

2012年，我的生活遭遇重大变故，陷入了几乎崩溃的边缘，精神处于极度抑郁状态，只能用西药来维持简单生活。一个偶然的机会，我接触到张梅老师的瑜伽课，在老师的引领下，我开始了最初的体式练习，由于身体僵硬，又常常被自卑左右，总是不能集中精力练习。张梅老师了解到我的情况后，给予了热情的关心和开导，每次课上她都会鼓励我，让我紧张的心慢慢放松下来。练习半年左右时，我发现自己以前根本做不到的"前屈双手摸脚"动作很轻易地就做到了。最重要的是，经过半年的瑜伽练习，我真的能静下来了，内心真正地感受到了愉悦。随着瑜伽练习的深入，我慢慢地掌握了"控制"呼吸、"控制"自己身体的能力，重新找回了自信，进而让我清醒地感知到自己活着的真正意义，学会了自我关怀。现在的我，早已经放

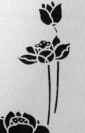

学员分享

下了过去，摆脱了抑郁，可以全然专注地做事。瑜伽已经成为我生活的一部分，无论工作多忙、生活多难，我都要每天抽时间习练，在瑜伽中放松自己，通过身与心、心与灵的相互连接、彼此渗透，达到内心的平静。

通过五年的瑜伽练习，我的另一个比较大的改变是身体体质的飞跃式变化。身体变得越来越强壮，无论是体形、气质、精神都达到了一个上佳的状态。以前我经常感冒、发烧，输液、吃药是常事，近五年这种情况基本上没有再发生。虽然人到中年，但整体气质好过自己年轻时，身形更加挺拔，每天精神饱满，生活情趣浓厚，工作精力充沛，为美好人生打下了坚实的基础。

另外，在瑜伽练习的过程中认识了许多"伽友"，结交了新朋友，扩大了自己的朋友圈。特别是我的同事、朋友看到我练习瑜伽后的变化，一致认为简直就是人生的奇迹、现实版的"再现青春"，从而大大激发了他们对瑜伽运动的兴趣，进一步增进了朋友间的友谊，也为传播瑜伽文化发挥了小小的作用。

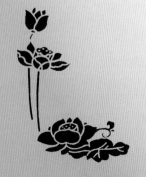

瑜伽　助我重生

祁海涛　45岁　银行职员

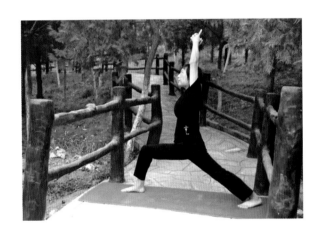

　　我曾是一名癌症患者。2010年在距离我38周岁生日仅仅还有一个月的时间，上天却送给了我一个巨大的"生日礼物"——乳腺癌。犹如晴天霹雳，将我一下子打蒙了。确诊后好像来不及惊恐、绝望，求生的欲望促使我马上投入到紧张的治疗当中。经过手术、化疗、放疗一系列漫长而艰辛的治疗过程，病情渐渐稳定下来，我也从一个充满战斗力和激情的与癌魔做殊死搏斗的战争阶段慢慢地过渡到与它和平共处的阶段。结束了密集而痛苦的治疗，本应高兴起来的我却怎么也快乐不起来，每天看着镜子中的自己，因为化疗头发已经掉光，因为肿瘤太大不得已右乳完全切除，因为伴随着淋巴转移右侧腋下淋巴结全部摘除……

　　那一年，我工作顺风顺水，生活幸福美满，正在积极调养身体准备怀孕，期待着爱情结晶的到来，而这美好的一切却戛然而止。因为

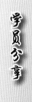

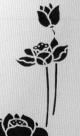

肿瘤，我失去了作为女人最骄傲的乳房，永远丧失了作为母亲的资格，而且身体里埋下一颗随时都有可能引爆的炸弹。精神的打击、心灵的创伤、肉体的疼痛、形体的改变、对生命的渴求，好像一支悲壮而又深沉的交响曲，震颤、压抑着我的心。我内心的痛苦无法用语言表达，思绪更像是被一团乱麻捆绑着令我窒息。我把自己包裹得严严实实，在父母、家人、朋友、同事面前，我是一名坚强的抗癌战士，积极乐观，从不气馁；而在夜深人静独自一人的时候，恐惧、焦虑、悲伤，常常以泪洗面。我把自己封闭起来，拒绝参加一切聚会，婉拒所有朋友的看望，不愿意和别人交流，我真的不能忍受曾经那么追求完美的自己变成了异类。

在后续治疗的过程中，中医医生建议我参加一些舒缓的体育活动，比如瑜伽或者气功，更有利于身体的康复。在好朋友的引荐下，我来到张梅老师的瑜伽馆。当我第一次见到张梅老师时，她长发披肩、身材高挑，目光中闪烁着平静而坚定的光芒，浑身散发着一种异于常人的气质。我在来时路上的期待、紧张、不安的心绪，从见到她的一瞬间就转化成了平静、祥和，充满力量。在体验课之后，张老师和我进行了深入的交流，我把自己的身体状况、心里的压力、疑虑不安一股脑儿倾诉出来。张老师静静地望着我，认真地倾听，直到我全部说完，她才慢慢地给我讲解修习瑜伽对身体的益处，以及面对疾病、困难时瑜伽对于心态的影响和帮助，鼓励我要坦然接受、勇敢面对。她说话语速平缓、语气平和，声音像一股涓涓细流融入我的心灵深处。张老师温和平静、和蔼可亲的气场一下子打消了我的畏惧感，拉近了我们师生之间的距离。

张梅老师在传授瑜伽过程中，仔细了解我们每一个学生的状态，观察我们的身体，体察我们的内心，她从不会一味地要求我们达到某

七十二候养生瑜伽

210

种高度，而是根据我们不同的个体差异进行讲解和调整，为我们找到属于自己的体式位置。她不仅教会我们瑜伽体式和动作，还让我们从体式练习中一点一点地关注内心的体会，让心沉静下来，不浮不躁。所以每次课程结束之后，我的全部身心都感到轻松、愉快，将忧愁、病痛通通抛诸脑后。

我性格内向，不善交际，而且敏感，刚开始来学习瑜伽时顾虑重重，觉得自己身体条件不是很好，担心动作达不到老师的要求；最主要的是我很自卑，怕其他同学知道我的情况后会用异样的眼光看我。张老师看到我的性格弱点，了解我的顾虑后，鼓励我大胆表现自己，敞开心扉。她告诉我生病并不可怕，也不可悲，要从生病中总结经验，抛弃过去任性随意不健康的生活方式；要感谢疾病，及时给我们敲响了警钟，提醒我们时常聆听身体发出的异响；要感恩痛楚，教会我们放松心态、放空头脑、放下心结。在张老师的谆谆教诲和鼓励下，包裹着我的厚厚的外壳好像一层层被剥掉，阳光一点点照射进来，我仿佛是破茧而飞的蝴蝶，冲出了云雾。我觉得生活从此变得多彩了，人也变得爱说爱笑了，从一名倾听者慢慢地变成了参与者，融入到充满欢乐友爱的瑜伽大家庭中。在瑜伽姐妹们的鼓舞和感染下，我不再多愁善感了，增强了战胜疾病和困难的信心。

三年前刚刚开始学习瑜伽的我，忧郁、沉默、心事重重、无精打采；而现在的我是轻松、快乐、心情愉悦、充满活力。可以说，在医院我完成了第一步医学的治疗，医生给予我身体机能的重建和恢复；而在瑜伽学习中，我完成了第二步精神的治疗，瑜伽赋予我心灵、思想的重生和再塑，给予我在医药上无法达到的疗效和生机，如同新生。

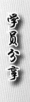

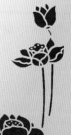

练习瑜伽，令我享受，体会到了一吸一呼之间的变化，理解了"坚持"二字的重要性。练习瑜伽，已经成为了我生活中的重要内容，如果几天没有练习，就会浑身不舒服。练习瑜伽，不仅强健了我的身体，让精神越来越饱满，更为重要的是改变了我的心态，使我重新拥有了生活的热情和勇气，让我以轻松阳光的心态去迎接未来的工作和生活。在康复的过程中，感谢瑜伽，使我变得勤奋，摒弃了很多的坏习惯，增强了抗压能力，找回了健康，重拾了欢乐；感恩老师教会了我宽心生活、乐观自信、心平气和、笑对人生，使我懂得了敬畏、尊重与镇定。

　　瑜伽带给我的感受：平和、宁静、舒畅、欢乐。"与癌共存，身心康健"将是我下半生的事业；而"与爱共生，坚持瑜伽"则是助我事业成功的有力保障。我热爱瑜伽，将与它终生相伴！

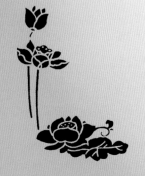

瑜伽 改变了我的生活

李艳萍 42岁 信息安全技术公司职员

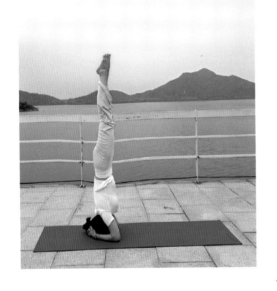

我是一名瑜伽爱好者、受益者，如今也是一名兼职瑜伽老师。从2011年开始接触瑜伽，2013年正式师从张梅导师，潜心修习四季养生瑜伽至今，收获颇丰，感触至深。在张老师即将推出瑜伽界最新力作之际，作为她的铁粉，在无比感恩老师的同时，也怀着无比激动的心情，与大家分享一下我的一些修习心得。

瑜伽的习练，彻底治愈了我的妇科疾病

习练瑜伽前，由于自身免疫力低，我患上了苦不堪言、难以治愈的妇科疾病——盆腔炎。盆腔炎很折磨人，腰部和腹部的坠痛感让人

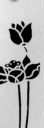

213

无法忍耐，不能长时间走路，多次到医院治疗也难以祛除病根，整个人变得面容憔悴、身体肥胖臃肿。

2011年春节后，我决心锻炼身体、塑身减肥。正好单位旁边有家健身会所，我抱着试一试的念头去上了一节瑜伽体验课。起初我以为瑜伽只能减肥健身，但当教练讲解体式时，提到"束角式能增强盆腔的血液循环，有效缓解各种妇科疾病"，我感觉自己终于找到了一个根治盆腔炎的"灵丹妙药"。从此，我就跟着启蒙老师开始练习瑜伽。除了每周两次课上练习外，还坚持每天在家练习束角式，经过两个多月的练习，我的盆腔炎症状得到有效缓解，坠痛感明显减轻，臃肿体形也在慢慢改变。我开始痴迷瑜伽，一周两次的俱乐部课程和每天简单的体式练习，已经不能满足我的学习需求。于是，我开始上网查找一些瑜伽名师的教学视频，在众多名师的视频教学片中进行挑选试练。经过一段时间的观摩练习，我发现张梅老师的四季养生瑜伽很特殊，不仅瑜伽体式讲解清楚到位，而且还根据不同季节编排了适合的瑜伽体式，练完后感觉经络疏通、身体舒展，内心也很平静。我就在家跟着张梅老师的视频进行了近两年的习练，期间无数次找寻张老师的联系方式，渴望参加她亲自教授的瑜伽课程的梦想一直难以实现。

机缘巧合，2013年年底的一天，我终于联系上了张梅老师，梦想终于成真！从此，我跟随张老师进行四季养生瑜伽的系统学习。张老师的瑜伽课程体系，契合中医四季养生之道，每个季节都有适合养护身体重要器官的体式，比如养护子宫和卵巢的体式有半蝶式、全蝶式、束角式、摆髋式、坐角式等。正是长时间坚持这些体式练习，我才彻底摆脱了盆腔炎的疾病困扰。

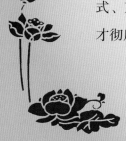

瑜伽的习练，使我走上传授瑜伽之道

张梅老师教课认真细腻、态度和蔼、方式灵活、因材施教。在教学过程中，她细心关注每个人的情绪变化和身体状态，善于挖掘每个人的潜力和长处。当发现有的姐妹工作太忙、身体疲倦时，就会提醒减少练习的次数；当发现我们的体式不规范时，就会提示并及时纠正。记得有一次上课，正好是我生理期第三天，在练拜日式时我擅自加上了顶峰单抬腿的动作，当时只是想把老师教过的体式尽量多练一下，却忽视了自身的特殊情况，结果中途被老师制止。课后，张老师耐心地讲解起了原因，生理期不能做所有子宫高于心脏、刺激子宫的体式，倒置的体式会让经血不能顺畅排出从而滞留在身体内，会破坏身体的平衡状态，导致一些难以治愈的妇科病症，严重损伤身体的健康。张老师问我："你为什么练瑜伽？不顾身体状态练得越多越好吗？一味追求让身体变得多么柔软，对吗？"这次教训让我明白了，有理有节地根据自身状况练习瑜伽，才会使身心变得更健康。

在张老师的悉心指引和激励下，我的身体、容貌、身材、心情等方面都发生了巨大的改变。我的生活已经离不开瑜伽的滋养，常常不由自主地与人分享自己习练瑜伽的亲身体验。令我高兴的是，家里人也受到潜移默化的影响，先后练起了瑜伽。母亲的脚腕积液和膝关节疼痛的毛病困扰她多年，张老师知道后亲自到家里指导母亲练习，并让我在日后勤加督促以便母亲身体能有效康复，两年练下来她减重15斤，现在走起路来腿脚灵便多了，脚腕积液和膝关节疼痛都已经治愈。父亲腰不好，看到母亲的变化，也要求教他几个体式，练了蝗

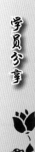

学员分享

215

虫式和滚背式一段时间后腰明显好转了。经过合理的饮食调理，我家先生的大肚腩不见了，他最喜欢练的是拜日式，几天不练浑身都不舒展。弟妹生完宝宝身体恢复之后，也加入了我组织的瑜伽班，经过一段时间的合理锻炼、饮食控制，塑形减脂非常成功。儿子学习之余，也爱上了PK平板撑，由原来的不足20秒到现在能撑3分钟。

为了让身边的朋友和家人更好地认识瑜伽，更好地体会瑜伽练习的益处，在张老师的指导和帮助下，我满怀热情地投入到传播瑜伽的事业中，走上了传授瑜伽之路。遵循老师严谨教学风格，传授丰富养生知识，根据练习者不同的身体状态进行合理的授课，引导练习者恰当练习并应用瑜伽调整情绪，帮助她们获得身心的健康与快乐。

我喜欢张老师教授的四季养生瑜伽课程，更敬佩老师身上智慧的人生感悟、高雅的品格和卓越的个人魅力。张老师影响着每一个瑜伽练习者，令我们改善身体素质、调整情绪状态、提高生活品质、塑造内心平和，她指引我们重建健康自我，完善自我，修炼自我！

四季养生瑜伽，改变了我的生活，更改变了我的世界！

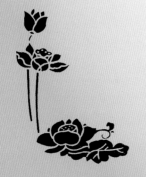

图书在版编目(CIP)数据

七十二候养生瑜伽 / 张梅编著 . –北京：人民体育出
版社，2018
ISBN 978-7-5009-5280-0

Ⅰ.①七⋯　Ⅱ.①张⋯　Ⅲ.①瑜伽–基本知识
Ⅳ.①R793.51

中国版本图书馆 CIP 数据核字（2017）第 275658 号

*

人民体育出版社出版发行
三河兴达印务有限公司印刷
新　华　书　店　经　销
*
787×960　16 开本　　15 印张　175 千字
2018 年 1 月第 1 版　　2018 年 1 月第 1 次印刷
印数：1—3,000 册
*
ISBN 978-7-5009-5280-0
定价：72.00 元

社址：北京市东城区体育馆路 8 号（天坛公园东门）
电话：67151482（发行部）　　邮编：100061
传真：67151483　　　　　　　邮购：67118491
网址：www.sportspublish.cn
（购买本社图书，如遇有缺损页可与邮购部联系）